認知症の専門家が解説!
運転免許 認知機能検査 模擬テスト付き
運転脳活ドリル 最新版

もくじ

日本認知症予防学会理事長 浦上克哉先生に聞いた

75歳からの運転免許更新対策と認知症予防

JN013921

全4回分を
特別収録
運転免許認知機能検査対策模擬テスト

毎日の積み重ねで、認知症予防! 30日間脳活ドリル

各問題の下には、健康チェック欄があります。体温・血圧・体重・食べたものを毎日メモして、体調管理や記憶の補助にお役立てください。詳しい記入方法は59ページに掲載しています。

※本書の内容は、2023年7月1日現在のものです。今後、検査内容などに変更がある場合がございますので、実際に検査を受ける際には、最新の情報をご確認ください。

※本書に掲載している「認知機能検査模擬テスト」は、絵柄や順番が実際の試験とは異なります。実際の試験の問題用紙は、警視庁のホームページで確認することができます。
https://www.npa.go.jp/policies/application/license_renewal/ninchi.html

運転免許更新の流れ

「認知機能検査」や「運転技能検査」が必要に

免許更新の流れ

▼▼▼

□ は2022年5月から新設

| 70〜74歳 | → | 高齢者講習 |
| 75歳以上 | | |

認知機能検査
- 認知症のおそれ なし
- 認知症のおそれ あり

高齢者講習
- 講義（座学）
- 運転適性検査
- 実車指導

医師の診断
認知症でない
認知症である

運転技能検査
※繰り返し受験可
合格
不合格

免許証の更新

免許取り消しなど

免許証を更新できない

一定の違反歴 なし
一定の違反歴 あり

75歳以上のドライバーは必ず認知機能検査あり

75歳以上のドライバーの免許更新に必須の「認知機能検査」は、記憶力や判断力を測定する検査で、2022年5月に現在の新形態に変更されました。「手がかり再生」と「時間の見当識」という2つの項目について、検査に必要なソフトウェアが搭載されたタブレットを使い、タッチペンで画面に直接文字を書き込んで行います。

「手がかり再生」は、記憶力を検査するもので、16個のイラストを記憶し、採点に関係しない課題を行ったあとで、記憶したイラストを回答します。ヒントなしで回答したあと、ヒントをもとに回答します。

「時間の見当識」は、時間の感覚を検査するもので、検査時の年月日、曜日、時刻をカレンダー

や時計を見ずに回答します。本書では、実際の検査に基づいて作成した模擬テストを収録していますので、本番の検査の際に戸惑わないよう、事前の練習にご活用ください（14ページから）。

認知機能検査は、あくまでも検査を受けた人の記憶力・判断力が低下しているかどうかを簡易に確認するもので、医学的な診断を行うものではありません。また、事前に医師の診断書を提出した場合は、受験が免除されます。

なお、認知機能検査を受ける前に、過去3年間に一定の違反歴がある場合は、認知機能検査の前に実車による「運転技能検査」の受検が義務づけられています。

この検査は、安全運転の技術をより実際に即した形で判定されるもので、詳しい内容は4ページから解説しています。

手続きの流れ

❶検査のお知らせが届く

❷会場を予約する

❸予約日に会場に行く

❹検査を受ける

❺結果を受け取る

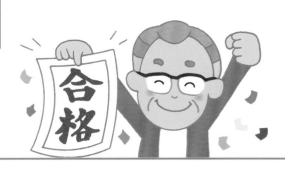

当日の持ち物

● 「検査と講習のお知らせ」のはがき

● 運転免許証

● 筆記用具

● 手数料1,050円

● (必要な人は)メガネや補聴器など

検査の流れ
（タブレット検査の場合）

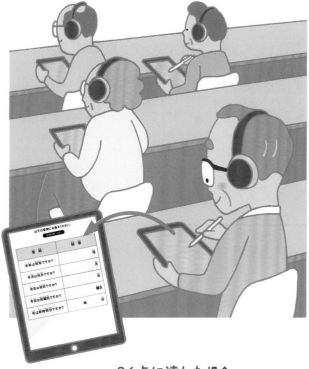

検査にあたっての事前指示や
検査結果などについての説明、
名前などの記入（2分30秒）

↓

手がかり再生（14分）

イラストの記憶（5分）

↓

介入問題（2分）

↓

自由回答（3分30秒）

↓

自動採点 ……… 36点に達した場合

↓ 36点未満の場合

手がかり回答（3分30秒）

↓

自動採点 ……… 36点に達した場合

↓ 36点未満の場合

時間の見当識（3分）

↓

結果の通知（1分）

運転技能検査（実車試験）

一定の違反行為があった人に受検義務

5つの課題を実際に運転して受検

75歳以上で、過去3年以内に違反歴があると、運転技能検査の受検対象となります。自分が運転技能検査の受検の対象かどうかは、免許更新通知はがきを確認するか、お近くの警察署に相談してみてください。

該当する違反行為は下の11項目。どれも重大事故につながる危険性が高いとされるものばかりです。この検査に合格しなければ運転免許は更新できませんが、免許更新の期間中であれば、繰り返し受検できます。

検査内容、採点基準および合否基準は以下のとおりです。

検査の対象になる **11** の 違反行為

1 信号無視　例）赤信号を直進、黄信号での無理な進行

2 通行区分違反　例）反対車線へのはみ出し、道路の逆走、歩道を進行

3 通行帯違反等　例）追越斜線を通行し続ける、バスに優先通行帯を譲らない

4 速度超過　例）決められた最高速度を超えての走行

5 横断等禁止違反　例）転回禁止（Uターン禁止）の場所で転回

6 踏切不停止・遮断踏切立入り
例）踏切の直前で一時停止せずに進入、閉じた踏切に強引に進入

7 交差点右左折方法違反等　例）徐行せずに左折、道路の左側端にまったく沿わずに左折

8 交差点安全進行義務違反等
例）信号のない交差点や環状交差点で優先車の進行を妨害

9 横断歩行者等妨害等
例）歩行者が横断歩道を横断中に、一時停止せずに横断歩道に進入

10 安全運転義務違反　例）ぼーっとするなどの漫然運転、ハンドルやブレーキの操作ミス

11 携帯電話使用等　例）運転中に携帯電話を手に持って通話

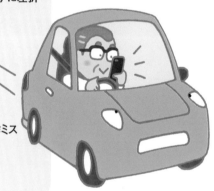

検査課題と採点基準

●実際にコースなどで普通自動車を運転して一時停止などの課題を実施。

●採点は、運転行為の危険性に応じて100点満点からの減点方式で行う。

●第一種免許は70点以上、第二種免許は80点以上が合格点。

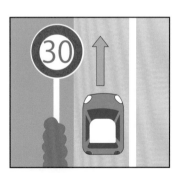

課題 **1** -10点

指示速度による走行

・指示された速度で安全に走行することができるかどうかを確認

・速すぎたり遅すぎたりした場合は10点の減点

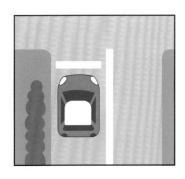

課題 **2**

一時停止 -10点 -20点

- ・道路標識などによって一時停止が指定された交差点で、
  停止線の手前で確実に停止できるかどうかを確認
- ・停止線の手前で停止できなかった場合はその態様に応じて、
  10点または20点の減点

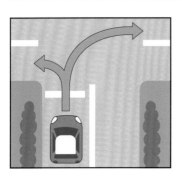

課題 **3**

右折・左折 -20点 -40点

- ・右左折時に、道路の中央線からはみ出して反対車線に入ったり、
  脱輪したりせずに、安全に曲がることができるかどうかを確認
- ・車体が中央線からはみ出した場合は、その程度に応じて、
  20点または40点の減点。脱輪した場合は20点の減点

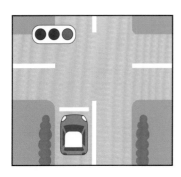

課題 **4**

信号通過 -10点 -40点

- ・赤色の信号機に従って、停止線の手前で
  確実に停止できるかどうかを確認
- ・停止線の手前で停止できなかった場合は、
  その態様に応じて、10点または40点の減点

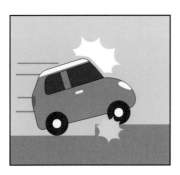

課題 **5**

段差乗り上げ -20点

- ・段差に乗り上げた後、ただちにアクセルペダルから
  ブレーキペダルに踏み替えて安全に停止できるかどうかを確認
- ・段差に乗り上げた後、適切に停止できないときは20点の減点

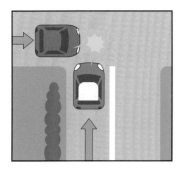

全課題共通

補助ブレーキ等 -30点

- ・検査中、衝突等の危険を避けるために
  検査員がブレーキを踏むなどしたときは30点の減点

※警察庁のWebサイトをもとに編集部が作成。

運転脳(認知機能)の衰え

判断力
▼
考えるスピードが遅くなり、右折や合流のタイミングに迷ったりする。

注意力
▼
必要な情報を見落としたり、目には入っているのに頭で意識しなくなったりする。

視空間認知力
▼
車と目標物との距離を正しくつかめず、幅寄せが下手になったり、車間を詰めすぎたりする。

記憶力
▼
少し前のことが思い出せなくなり、探し物が増えたり、立ち寄る予定の場所を素通りしたりする。

見当識
▼
時間や場所などの認識が薄れ、出かける日時を間違えたり、方向を見失ったりする。

遂行力
▼
状況を認知、判断してから行動するまでに時間がかかり、ハンドルやブレーキ操作が遅くなる。

身体機能 の衰え

筋力 ▶ 手足の筋力が低下し、ブレーキをしっかり踏み込めなくなったり、ハンドルをしっかり支えられなくなったりする。

視野・視力 ▶ 視野が狭くなる、一部が欠損するなどで、側面や後方からの接近に気づきにくくなる。暗いと見えにくくなる。

基礎体力 ▶ 一般的に、60歳代の体力は20歳代の約半分と言われる。疲れやすくなり運転への集中力が続かなくなる。

柔軟性 ▶ 股関節や足首が硬くなって、アクセルとブレーキの操作が鈍くなったり、首を振って安全確認がしづらくなったりする。

だれでも加齢とともに衰える

安全運転に必要な「運転脳」とは

体力が落ちたと感じたら"脳力"の衰えにも要注意

NPO法人高齢者安全運転支援研究会では、車の運転に必要な「認知」「判断」「操作」にかかわる脳の働きを「運転脳」と呼んでいます。

こうした運転脳の衰えに加え、年をとれば身体機能も衰えるもの。ところが、身体機能よりも認知機能のほうが衰えに無自覚な人が多い傾向にあるため、身体機能が落ちた時点で、認知機能の低下も始まっていると考えたほうがよいでしょう。

運転に自信があっても、左ページのチェックリストで定期的に自分の運転脳の衰え度をチェックしてみましょう。

6

運転時認知障害早期発見チェックリスト30で
あなたのリスクを発見!

認知機能の低下が影響して車の運転時に現れやすい事象をまとめたリストです。
5項目以上にチェックが入る人は要注意。年に1度はチェックして、
チェック項目が増えるようなことがあれば専門医や専門機関の受診を検討しましょう。

番号	運転時認知障害早期発見チェックリスト30	チェック欄
1	車のキーや免許証などを探し回ることがある。	
2	今までできていたカーステレオやカーナビの操作ができなくなった。	
3	トリップメーターの戻し方や時計の合わせ方がわからなくなった。	
4	機器や装置（アクセル、ブレーキ、ウィンカーなど）の名前を思い出せないことがある。	
5	道路標識の意味が思い出せないことがある。	
6	スーパーなどの駐車場で自分の車を停めた位置がわからなくなることがある。	
7	何度も行っている場所への道順がすぐに思い出せないことがある。	
8	運転している途中で行き先を忘れてしまったことがある。	
9	よく通る道なのに曲がる場所を間違えることがある。	
10	車で出かけたのに他の交通手段で帰ってきたことがある。	
11	運転中にバックミラー（ルーム、サイド）をあまり見なくなった。	
12	アクセルとブレーキを間違えることがある。	
13	曲がる際にウィンカーを出し忘れることがある。	
14	反対車線を走ってしまった（走りそうになった）。	
15	右折時に対向車の速度と距離の感覚がつかみにくくなった。	
16	気がつくと自分が先頭を走っていて、後ろに車列が連なっていることがよくある。	
17	車間距離を一定に保つことが苦手になった。	
18	高速道路を利用することが怖く（苦手に）なった。	
19	合流が怖く（苦手に）なった。	
20	車庫入れで壁やフェンスに車体をこすることが増えた。	
21	駐車場所のラインや、枠内に合わせて車を停めることが難しくなった。	
22	日時を間違えて目的地に行くことが多くなった。	
23	急発進や急ブレーキ、急ハンドルなど、運転が荒くなった（と言われるようになった）。	
24	交差点での右左折時に歩行者や自転車が急に現れて驚くことが多くなった。	
25	運転している時にミスをしたり危険な目にあったりすると頭の中が真っ白になる。	
26	好きだったドライブに行く回数が減った。	
27	同乗者と会話しながらの運転がしづらくなった。	
28	以前ほど車の汚れが気にならず、あまり洗車をしなくなった。	
29	運転自体に興味がなくなった。	
30	運転すると妙に疲れるようになった。	

注意事項　運転時認知障害早期発見チェックリスト30は、あくまで認知機能の病的障害を
念頭に専門機関への受診を検討する際の目安であり、判断するのは本人やご家族です。

特定非営利活動法人高齢者安全運転支援研究会［監修］日本認知症予防学会理事長 浦上克哉

認知症の兆しの可能性

運転の変化に気づくことが早期発見のカギに

MCIの状態や、ごく初期の段階の認知症では、日常生活に大きな支障がないために症状に気づきにくいという特性があありますが、これらの症状を発見しやすい行動の1つに、運転があげられます。

6ページで紹介したように、車の運転にはじつにさまざまな能力が必要となるため、認知機能の低下による影響が表れやすく、症状に気がつきやすいと言えます。

つまり、"ギリギリ認知症ではない境界ライン"であるMCIの状態を見逃さずに予防対策を始めることが、認知症を防ぐ最後の砦とも言えます。

なにかともの忘れや失敗が増えたけれど、日常生活に困るほどではないという状態のことを、軽度認知障害（MCI）と呼び、認知症予備軍とも言えます。

MCIの状態を放置すると、およそ1年で5～15％の人が認知症を発症しますが、予防対策を続ければ、16～40％の人は健常に戻ることができるのです。

運転していて近ごろ何かおかしいなと感じたら、認知症の可能性も考え、早めに専門医を受診することを検討してみてください。

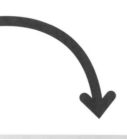

認知症の発症リスク

運転をしていなかった人 と していた人 の

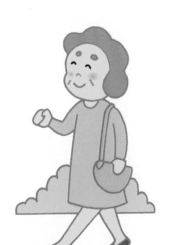

1.00

運転をしていなかった人

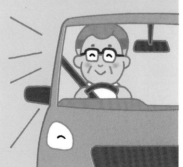

0.63

運転をしていた人

認知症のリスクが約**4割減少**

車の運転をしていなかった高齢者の認知症リスクを1とすると、運転をしていた高齢者のリスクは37％減少することがわかった。

出典：国立研究開発法人国立長寿医療研究センター「運転寿命延伸プロジェクト・コンソーシアム」Webサイト

脳と体を鍛えることが、

長く安全に運転を続けるためにも、認知症予防にも役立つ

運動能力の維持・向上

相互に関連

認知症予防
運動／知的活動／
コミュニケーション

運転で脳を使い続ければ
認知症予防に役立つ

認知症に気づかないまま運転を続けることは大変危険ですが、運転が認知症予防に役立つ一面もあります。

国立長寿医療研究センターが運転と認知症発症との関連を調べた研究報告では、「運転をしていた高齢者は、運転をしていなかった高齢者に対して、認知症のリスクが約4割減少する」と発表されています。高度な認知機能を必要とする運転を続けることは、認知症予防にもつながることが示唆されています。

自分の運転に不安を感じたら、免許の自主返納を選択することもできますが、まだ元気で運転もしっかりとできている人ほど返納するというケースも見受けられます。あまり早くに運転をやめてしまうと、かえって心身の機能低下を招きやすくなると

いう指摘も。同センターの研究では、「運転を中止した高齢者は、運転を継続していた高齢者と比較して、要介護状態になる危険性が約8倍に上昇する」と報告されています。

公共交通の充実していない地域に住む人にとって、車は生活のために欠かせないもの。また、車の運転そのものが楽しみで、自尊心と結びついている人も多いのではないでしょうか。免許返納により行動範囲が狭まり、社会参加の機会が減って行動意欲も低下し、認知症になりやすくなるという可能性もあります。

長く運転を続けるためには、意識して脳と体を鍛えて、認知機能の低下を防ぐことが必要です。それが認知症予防につながり、運転をあきらめないことにもつながります。

次のページから、最新研究に基づいた科学的に正しい認知症予防の方法をご紹介します。

認知症発症リスクを 40％下げる3つの習慣

認知症は、ようやく予防できる時代に

ほんの10年ほど前までは、認知症は予防できない病気であると考えられていました。しかし近年の研究では、科学的に正しい認知症予防の方法が明らかになっています。

認知症の発症原因は多くありますが、現時点で確実性の高いリスク因子として指摘されているのが、次の12項目です。

難聴（8％）、社会的孤立（4％）、抑うつ（4％）、喫煙（5％）、大気汚染（2％）、高血圧（2％）、糖尿病（1％）、運動不足（2％）、肥満（1％）、頭部外傷（3％）、過剰飲酒（1％）、知的好奇心の低さ（7％）

それぞれに示した割合をすべて合計すると40％となり、12のリスク因子すべてを取り除くことができれば、認知症の40％は予防できると言えます。

これらのリスク因子の大半は、生活習慣と深く関係しています。つまり生活習慣を改善することで認知症の発症リスクは下げられるというわけです。

じつは12のリスク因子は、「運動」「知的活動」「コミュニケーション」のたった3つの習慣でほとんどが取り除けるのです。

「運動」は、できれば1日30分

以上、有酸素運動と筋力トレーニングの両方を行うのが理想ですが、運動習慣のない人は、まずは15分でもいいので散歩から始めてみてください。ほかにも、生活のさまざまな場面で、こまめに体を動かす機会を増やすだけでも運動量アップにつながります。たとえば掃除の回数を増やす、テレビを見ながら軽いスクワットをするなど、できることを探してみましょう。短時間でも、毎日コツコツ続ければ十分な効果が期待できます。

12のリスク因子と3つの習慣の関係

運動

過剰飲酒 ──悪化→ 生活習慣病（肥満、高血圧、糖尿病） ←悪化── 喫煙

頭部外傷
足腰の衰えによる転倒

運動不足 ←肺の機能低下── 大気汚染

悪化

抑うつ

身体機能の低下による外出回数減少

相互に悪影響

興味・関心の低下

社会的孤立 ←会話が困難・面倒になる→ 難聴 ←耳から入る情報量減少→ 知的好奇心の低さ

コミュニケーション　知的活動

科学的に正しい
3つの予防習慣

知 的 活 動

パズル、日記を書く、俳句や短歌、手芸、
楽器の演奏、農作業、料理など。

運 動

運動習慣のない人は、15分だけでも散歩する、日常生活で
こまめに体を動かす機会を増やすなどもおすすめ。

コ ミ ュ ニ ケ ー シ ョ ン

だれかと一緒にできる趣味や習い事、
ボランティアに参加するなどもおすすめ。

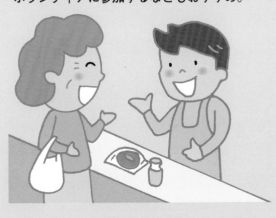

認知機能を楽しく鍛える 脳トレパズル習慣

「知的活動」は、認知機能を刺激する活動のことで、なかでも本書がおすすめするのが、パズルです。60ページから毎日異なる種類のパズルが載っていますので、続けることで認知機能をまんべんなく鍛えられます。パズルに限らず、知的活動を

ただし、同じ種類の活動ばかりではなく、できれば自分が不得意と感じるものにも取り組んでみることをおすすめします。少し負荷をかけて、「がんばってやってみたら、できた！」という達成感が、とてもよい脳への刺激になります。

行う際には、「自分が楽しいと感じて続けられるもの」を選ぶことが大切です。

おしゃべり好きは認知症になりにくい

「コミュニケーション」もとても重要です。相手の話を理解し、適切な言葉を選んで返答し、相手の表情にも気を配る。人との会話に必要なこうした複雑な作業は、脳の神経細胞を大いに刺激します。

ただし、いつもおなじみの友だちや仲良しグループ、家族との会話ばかりというのは、認知症予防の観点からするとあまりよくありません。できるだけ年齢や立場の異なる人と、多少の緊張感を伴う会話ができると、脳の神経細胞はさらに活発化します。

電話やオンラインでもよいので、無理のない範囲でなるべく人と話す機会を設けましょう。

高齢になっても安全運転を長く続けるには
いっそうの注意が必要です。
以下に紹介する11のコツを参考にしながら、
自分なりの対策を考えてみては。

1 出発前に、目的地への道順を思い描く

運転席でアクセルを踏む前に、何時までにどこに向かい、何をするのか再度確認し、目的地までの道順を頭に描いて、集中力を高めておきましょう。同乗者と確認し合うのも有効です。

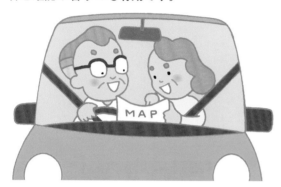

2 スピードを落とし、時間と気持ちのゆとりを持つ

高速で走行していると視野が狭くなるうえに認知・判断が追いつかず、危険を回避しきれません。早めの出発を心がけ、時間と気持ちに余裕を持ちましょう。

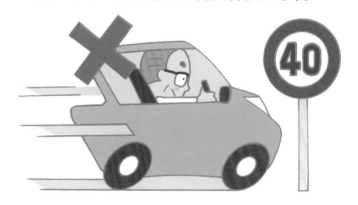

3 運転中は助手席の人がサポート

車内での会話はドライブの楽しみの1つですが、MCIになると、運転に集中するので手いっぱいになることも。同乗者は急に声をかけたりしないよう配慮し、道順や左右の安全確認などのサポートを。

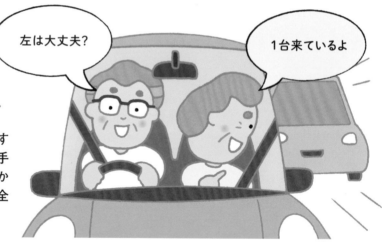

4 車間距離とキープレフトをしっかり意識

空間認知機能と呼ばれる、自分との距離を測る能力が低下すると、車間距離や走行車線を一定に保てなくなることが。走行中は区画線などを参考に、一定の車間距離と走行車線を保つよう意識を。

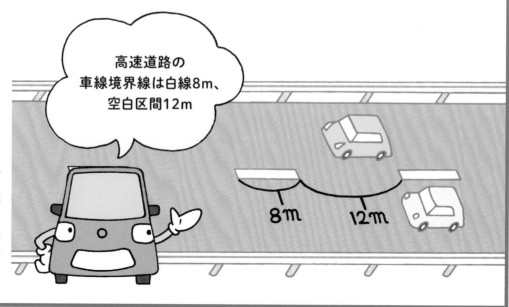

5 車庫入れは慣れた 場所でもゆっくりと

空間認知機能が低下すると、縦列駐車や車庫入れがスムーズにできなくなるため、自宅や勤務先などでも、車体をこすったりぶつけたりすることが増えます。焦らず、面倒でも車からいったん降りて位置を確認するなどしましょう。

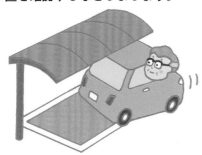

6 交差点での右折は とくに慎重に

空間認知機能が低下すると、対向車のスピードと距離感を測りづらくなります。また加齢により「行ける」と判断してからの操作も遅くなり、交差点での右折が苦手になります。対向車に気を奪われると、自転車や歩行者を見落とすことも。右折時には、無理せず安全に曲がれるタイミングを待ちましょう。

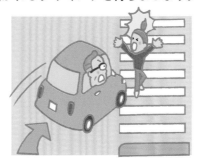

7 "運転は疲れる" ことを忘れない

運転中に緊張感を持ち続けることは非常に疲れます。疲労は注意力や判断力の低下を招く危険な状態です。長時間の運転は避け、まめな休憩や、運転の交代をしましょう。

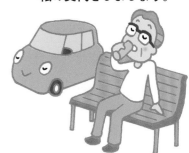

8 足の関節や 筋肉を鍛えておく

高齢になると、関節や筋肉が硬くなり、アクセルからブレーキへ足を動かすのが遅くなります。脳からの指示通りにすばやく足を動かせるよう、ふだんからトレーニングしておくことも重要です。

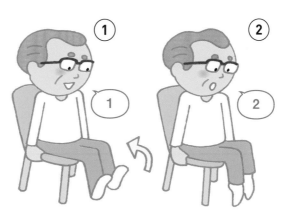

足首を柔らかくし、ペダルの操作をスムーズにするトレーニング

イスに座り、①つま先を上げる（背屈）②かかとを上げる（底屈）。「1、2」と声を出してトレーニングしましょう。

9 先進安全自動車への 乗り換えも

近年は、交通事故を減らすためにさまざまな先進安全技術が開発され、新車に標準装備されている機能もあります。また、いくつかの先進安全技術の装備に補助金を出している自治体も。長年乗り慣れた愛車もよいですが、車の安全機能を高めることも検討を。ただし、機能を過信しすぎるのも禁物です。

10 ドライブレコーダーで 客観的なチェックを

ドライブレコーダーは、車内に取り付けたカメラで、走行中の映像を記録する装置です。自分が危険な運転をしていないか、客観的にチェックでき、万一の事故の際にも記録が残り、その原因を検証できます。高齢ドライバーに一定期間貸し出しをする自治体や企業もあります。

11 道路標識や看板は 意識して読み取る

ＭＣＩになると、道路標識や看板を見落としがちに。目の老化現象としてだけでなく、注意が及ぶ範囲が狭くなり、見ているようで、じつはその内容を認識・理解できていないのです。とくに高速道路の入口などでは、進行方向を間違えないよう道路標識や看板に注意を。

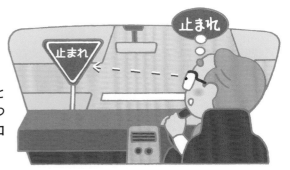

認知機能検査　模擬テストの

使い方

模擬テスト実施時の注意

●実際の検査に準拠し、時計が見えない状況で実施してください。
ストップウォッチやタイマーを使用して、制限時間を必ず守るようにしてください。

採点

●模擬テストが終わったら採点を行います。55ページを見て点数をつけてください。

結果判定

●採点が終わったら、以下の「総合点の算出方法と分類」をもとに総合点を計算し、
点数によって結果の判定を行います。

総合点の算出方法と分類

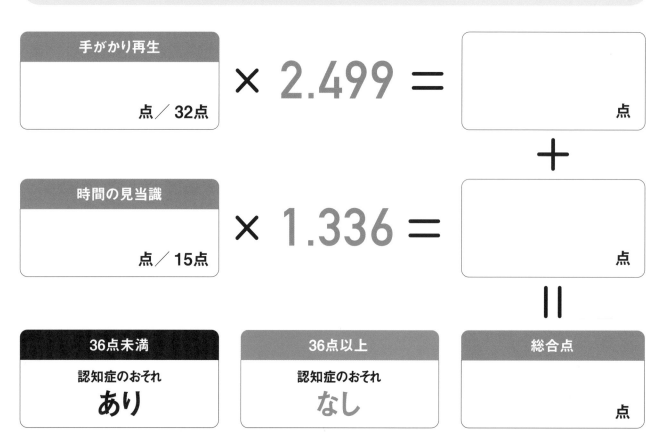

手がかり再生	
点／ 32点	

$\times\ 2.499\ =$ 　点

$+$

時間の見当識	
点／ 15点	

$\times\ 1.336\ =$ 　点

$=$

36点未満	36点以上	総合点
認知症のおそれ **あり**	認知症のおそれ **なし**	点

※認知機能検査は、受検者の記憶力や判断力の状況を確認するための簡易な手法であり、
医師の行う認知症の診断や医療検査に代わるものではありません。

認知機能検査

模擬テスト

①

（検査時間合計：約30分）

【諸注意】

● 携帯電話や時計は、目に見えないところにしまってください。

● 回答中は声を出さないでください。

● 間違えたときは二重線で訂正して書き直してください。消しゴムは使えません。

認知機能検査

検査用紙

①まず、ご自分の名前を記入してください。

　ふりがなはいりません。

②ご自分の生年月日を記入してください。

名前	
生年月日	明治 大正　　　　年　　　　月　　　　日 昭和

手がかり再生

［イラストの記憶］

これから、いくつかの絵を見ていただきます。あとで何の絵があったかすべて答えていただきますので、よく覚えてください。絵を覚えるためのヒントも出しますので、ヒントを手がかりに覚えるようにしてください。

記憶時間：イラスト4枚につき約1分

❶ 機関銃 ヒント：戦いの武器

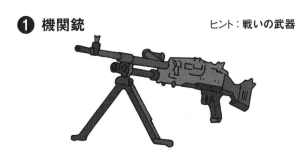

❷ 琴 ヒント：楽器

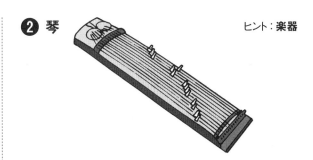

❸ 親指 ヒント：体の一部

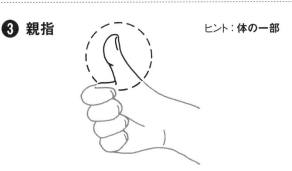

❹ 電子レンジ ヒント：電気製品

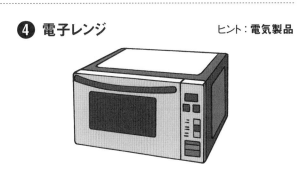

❺ セミ ヒント：昆虫

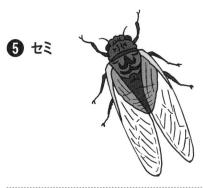

❻ 牛 ヒント：動物

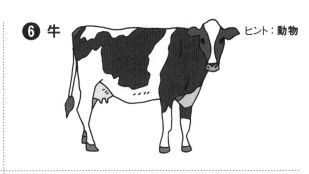

❼ トウモロコシ ヒント：野菜

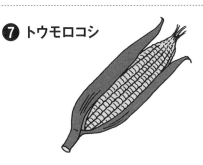

❽ なべ ヒント：台所用品

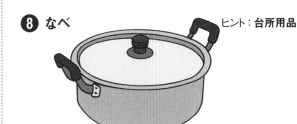

手がかり再生
[イラストの記憶]

前のページの続きです。ヒントを手がかりに覚えるようにしてください。

●17・18ページの絵を記憶します。実際の検査では、絵が4枚ずつタブレットの画面に表示され、音声での説明を聞きながら、合計16枚の絵を記憶します。ヒントも、音声で出されます。ヒントを手がかりにして絵を記憶するようにしてください。

例：「これは、大砲です。これは、オルガンです」と順に説明したうえで、「この中に楽器があります。それは何ですか?」と1つ1つヒントを出し、回答を確認して記憶を促します。

●記憶時間は、4枚につき約1分です。1つの絵を約15秒で記憶します。

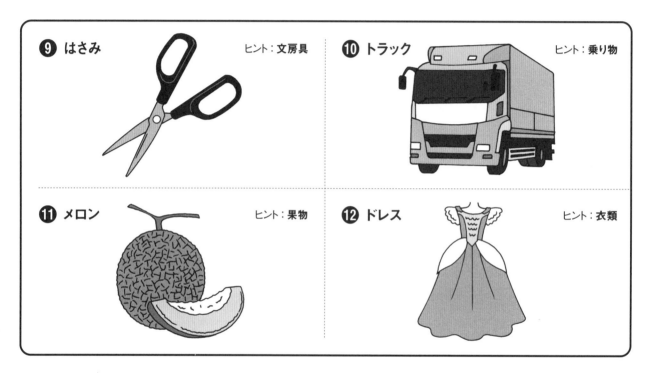

⑨ はさみ　　　ヒント：文房具

⑩ トラック　　　ヒント：乗り物

⑪ メロン　　　ヒント：果物

⑫ ドレス　　　ヒント：衣類

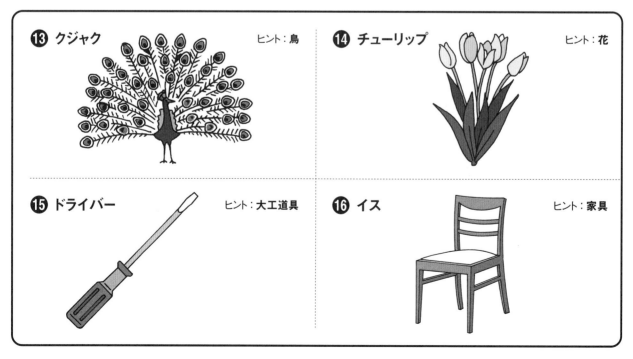

⑬ クジャク　　　ヒント：鳥

⑭ チューリップ　　　ヒント：花

⑮ ドライバー　　　ヒント：大工道具

⑯ イス　　　ヒント：家具

問題用紙 1

これから、たくさん数字が書かれた表が出ますので、
検査員が指示をした数字に斜線を引いてもらいます。

例えば、
「1と4に斜線を引いてください」と言ったときは、

→

4	3	1	4	6	2	4	7	3	9
8	6	3	1	8	9	5	6	4	3

と例示のように順番に、
見つけただけ斜線を引いてください。

※実際の検査時に指定される数字は、その都度変更されます。

回答用紙 1

2と5に斜線を引いてください。

回答時間：約30秒

→

9	3	2	7	5	4	2	4	1	3
3	4	5	2	1	2	7	2	4	6
6	5	2	7	9	6	1	3	4	2
4	6	1	4	3	8	2	6	9	3
2	5	4	5	1	3	7	9	6	8
2	6	5	9	6	8	4	7	1	3
4	1	8	2	4	6	7	1	3	9
9	4	1	6	2	3	2	7	9	5
1	3	7	8	5	6	2	9	8	4
2	5	6	9	1	3	7	4	5	8

次は同じ用紙にはじめから、1と3と7に斜線を引いてください。

回答時間：約30秒

手がかり再生
[自由回答] 回答用紙

17・18ページで記憶した絵を思い出して、できるだけ全部書いてください。回答の順番は問いません。「漢字」でも「カタカナ」でも「ひらがな」でもかまわないので、思い出した順に書いてください。書き損じた場合は、二重線で訂正してください。

回答時間：約3分

❶ _____

❷ _____

❸ _____

❹ _____

❺ _____

❻ _____

❼ _____

❽ _____

❾ _____

❿ _____

⓫ _____

⓬ _____

⓭ _____

⓮ _____

⓯ _____

⓰ _____

手がかり再生

［手がかり回答］回答用紙

17・18ページの絵を、回答欄に書かれたヒントを手がかりにもう一度思い出して、できるだけ全部書いてください。「漢字」でも「カタカナ」でも「ひらがな」でもかまわないので、思い出した順に書いてください。書き損じた場合は、二重線で訂正してください。

回答時間：約3分

❶ 戦いの武器
_____

❷ 楽器
_____

❸ 体の一部
_____

❹ 電気製品
_____

❺ 昆虫
_____

❻ 動物
_____

❼ 野菜
_____

❽ 台所用品

❾ 文房具
_____

❿ 乗り物
_____

⓫ 果物
_____

⓬ 衣類
_____

⓭ 鳥
_____

⓮ 花
_____

⓯ 大工道具
_____

⓰ 家具

問題用紙 4

この検査には、5つの質問があります。次のページに質問が書いてありますので、それぞれの質問に対する答えを右側の解答欄に記入してください。答えがわからない場合には、自信がなくてもよいので思ったとおりに記入してください。空欄にならないようにしてください。

※「何年」という質問がありますが、これは「なにどし」ではありません。干支で回答しないでください。

※「何年」の回答は、西暦で書いても和暦で書いてもかまいません。和暦とは元号を用いた言い方のことです。

※時間について「正確な時間がわからない」と感じた場合は、だいたいの想像でかまわないので記入してください。

問題用紙4

以下の質問にお答えください。

回答時間：2分

質問	回答
今年は何年ですか？	年
今月は何月ですか？	月
今日は何日ですか？	日
今日は何曜日ですか？	曜日
今は何時何分ですか？	時 　 分

認知機能検査

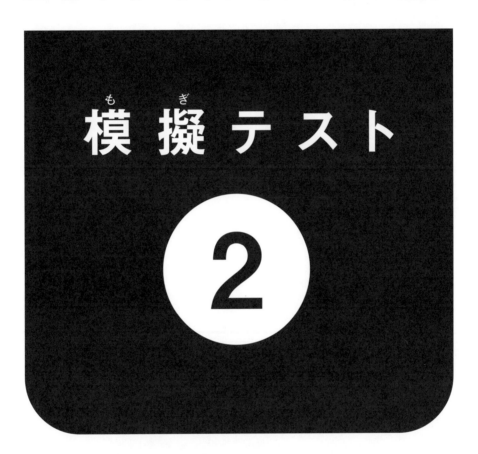

模擬テスト ②

（検査時間合計：約30分）

【諸注意】

●携帯電話や時計は、目に見えないところにしまってください。

●回答中は声を出さないでください。

●間違えたときは二重線で訂正して書き直してください。消しゴムは使えません。

認知機能検査

検査用紙

①まず、ご自分の名前を記入してください。
　ふりがなはいりません。

②ご自分の生年月日を記入してください。

名^な 前^{まえ}	
生年月日 せいねんがっぴ	明治^{めいじ} 大正^{たいしょう}　　　　年^{ねん}　　　　月^{がつ}　　　　日^{にち} 昭和^{しょうわ}

手がかり再生
［イラストの記憶］

これから、いくつかの絵を見ていただきます。あとで何の絵があったかすべて答えていただきますので、よく覚えてください。絵を覚えるためのヒントも出しますので、ヒントを手がかりに覚えるようにしてください。

記憶時間：イラスト4枚につき約1分

❶ 刀　　　ヒント：戦いの武器

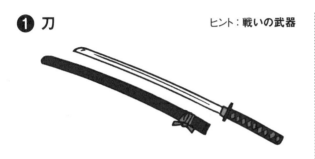

❷ アコーディオン　　　ヒント：楽器

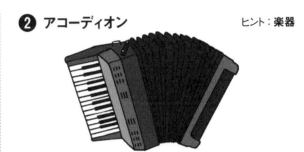

❸ 足　　　ヒント：体の一部

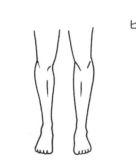

❹ テレビ　　　ヒント：電気製品

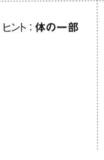

❺ カブトムシ　　　ヒント：昆虫

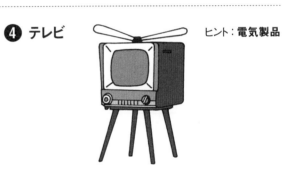

❻ 馬　　　ヒント：動物

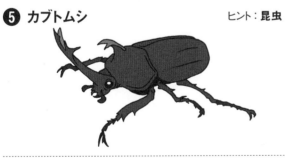

❼ カボチャ　　　ヒント：野菜

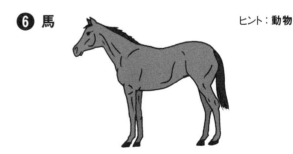

❽ 包丁　　　ヒント：台所用品

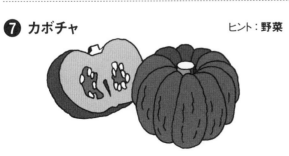

手がかり再生

[イラストの記憶]

前のページの続きです。ヒントを手がかりに覚えるようにしてください。

●27・28ページの絵を記憶します。実際の検査では、絵が4枚ずつタブレットの画面に表示され、音声での説明を聞きながら、合計16枚の絵を記憶します。ヒントも、音声で出されます。ヒントを手がかりにして絵を記憶するようにしてください。

例：「これは、大砲です。これは、オルガンです」と順に説明したうえで、「この中に楽器があります。それは何ですか?」と1つ1つヒントを出し、回答を確認して記憶を促します。

●記憶時間は、4枚につき約1分です。1つの絵を約15秒で記憶します。

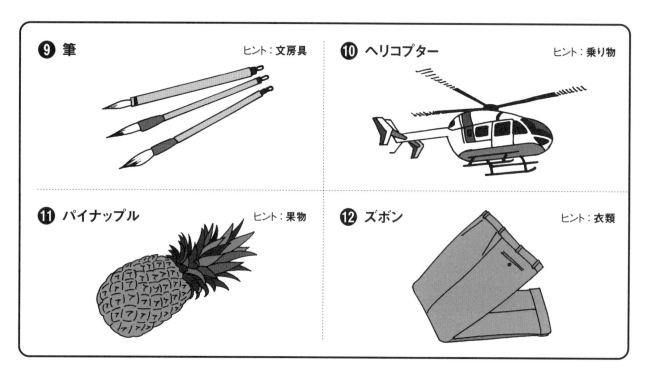

⑨ 筆　　　　　　　　　　ヒント：文房具

⑩ ヘリコプター　　　　　ヒント：乗り物

⑪ パイナップル　　　　　ヒント：果物

⑫ ズボン　　　　　　　　ヒント：衣類

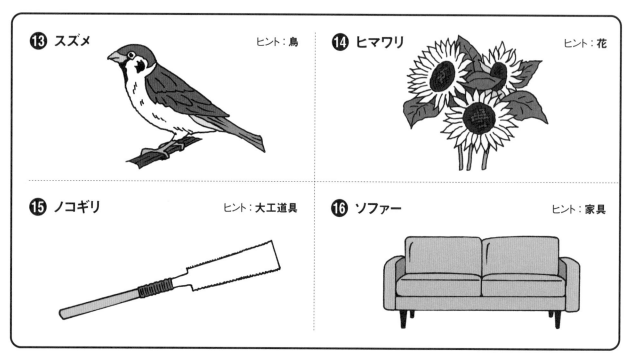

⑬ スズメ　　　　　　　　ヒント：鳥

⑭ ヒマワリ　　　　　　　ヒント：花

⑮ ノコギリ　　　　　　　ヒント：大工道具

⑯ ソファー　　　　　　　ヒント：家具

問題用紙 1

これから、たくさん数字が書かれた表が出ますので、
検査員が指示をした数字に斜線を引いてもらいます。

例えば、
「1と4に斜線を引いてください」と言ったときは、

→

4	3	1	4	6	2	4	7	3	9
8	6	3	1	8	9	5	6	4	3

と例示のように順番に、
見つけただけ斜線を引いてください。

※実際の検査時に指定される数字は、その都度変更されます。

回答用紙 1

3と7に斜線を引いてください。

回答時間：約30秒

→

9	3	2	7	5	4	2	4	1	3
3	4	5	2	1	2	7	2	4	6
6	5	2	7	9	6	1	3	4	2
4	6	1	4	3	8	2	6	9	3
2	5	4	5	1	3	7	9	6	8
2	6	5	9	6	8	4	7	1	3
4	1	8	2	4	6	7	1	3	9
9	4	1	6	2	3	2	7	9	5
1	3	7	8	5	6	2	9	8	4
2	5	6	9	1	3	7	4	5	8

次は同じ用紙にはじめから、2と4と9に斜線を引いてください。

回答時間：約30秒

手がかり再生

[自由回答] 回答用紙

27・28ページで記憶した絵を思い出して、できるだけ全部書いてください。回答の順番は問いません。「漢字」でも「カタカナ」でも「ひらがな」でもかまわないので、思い出した順に書いてください。書き損じた場合は、二重線で訂正してください。

回答時間：約3分

❶ ＿＿＿＿＿＿＿＿＿＿＿＿

❷ ＿＿＿＿＿＿＿＿＿＿＿＿

❸ ＿＿＿＿＿＿＿＿＿＿＿＿

❹ ＿＿＿＿＿＿＿＿＿＿＿＿

❺ ＿＿＿＿＿＿＿＿＿＿＿＿

❻ ＿＿＿＿＿＿＿＿＿＿＿＿

❼ ＿＿＿＿＿＿＿＿＿＿＿＿

❽ ＿＿＿＿＿＿＿＿＿＿＿＿

❾ ＿＿＿＿＿＿＿＿＿＿＿＿

❿ ＿＿＿＿＿＿＿＿＿＿＿＿

⓫ ＿＿＿＿＿＿＿＿＿＿＿＿

⓬ ＿＿＿＿＿＿＿＿＿＿＿＿

⓭ ＿＿＿＿＿＿＿＿＿＿＿＿

⓮ ＿＿＿＿＿＿＿＿＿＿＿＿

⓯ ＿＿＿＿＿＿＿＿＿＿＿＿

⓰ ＿＿＿＿＿＿＿＿＿＿＿＿

手がかり再生

[手がかり回答] 回答用紙

27・28ページの絵を、回答欄に書かれたヒントを手がかりにもう一度思い出して、できるだけ全部書いてください。「漢字」でも「カタカナ」でも「ひらがな」でもかまわないので、思い出した順に書いてください。書き損じた場合は、二重線で訂正してください。

回答時間：約3分

1 戦いの武器

2 楽器

3 体の一部

4 電気製品

5 昆虫

6 動物

7 野菜

8 台所用品

9 文房具

10 乗り物

11 果物

12 衣類

13 鳥

14 花

15 大工道具

16 家具

問題用紙 4

この検査には、5つの質問があります。次のページに質問が書いてありますので、それぞれの質問に対する答えを右側の解答欄に記入してください。答えがわからない場合には、自信がなくてもよいので思ったとおりに記入してください。空欄にならないようにしてください。

※「何年」という質問がありますが、これは「なにどし」ではありません。干支で回答しないでください。

※「何年」の回答は、西暦で書いても和暦で書いてもかまいません。和暦とは元号を用いた言い方のことです。

※時間について「正確な時間がわからない」と感じた場合は、だいたいの想像でかまわないので記入してください。

問題用紙 4

以下の質問にお答えください。

回答時間：2分

質問	回答
今年は何年ですか？	年
今月は何月ですか？	月
今日は何日ですか？	日
今日は何曜日ですか？	曜日
今は何時何分ですか？	時　分

認知機能検査
（にんちきのうけんさ）

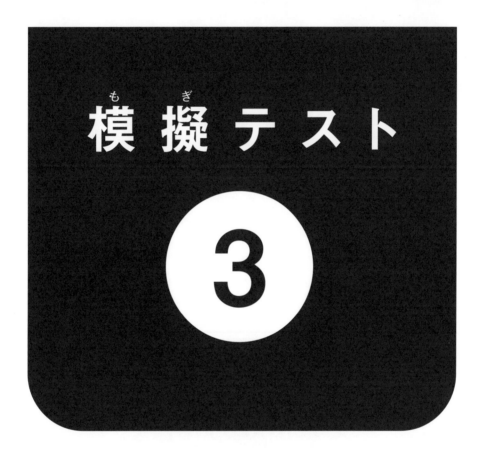

模擬テスト
（もぎ）

③

（検査時間合計：約30分）

【諸注意】

●携帯電話や時計は、目に見えないところにしまってください。

●回答中は声を出さないでください。

●間違えたときは二重線で訂正して書き直してください。消しゴムは使えません。

認知機能検査

検査用紙

①まず、ご自分の名前を記入してください。
　ふりがなはいりません。

②ご自分の生年月日を記入してください。

名前	
生年月日	明治 大正　　　　年　　　　月　　　　日 昭和

手がかり再生
[イラストの記憶]

これから、いくつかの絵を見ていただきます。あとで何の絵があったかすべて答えていただきますので、よく覚えてください。絵を覚えるためのヒントも出しますので、ヒントを手がかりに覚えるようにしてください。

記憶時間：イラスト4枚につき約1分

❶ 戦車　　　　　　　　　ヒント：戦いの武器

❷ 太鼓　　　　　　　　　ヒント：楽器

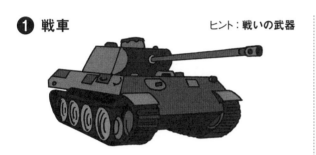

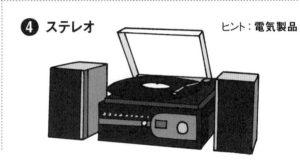

❸ 目　　　　　　　　　　ヒント：体の一部

❹ ステレオ　　　　　　　ヒント：電気製品

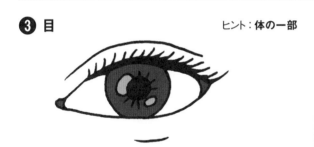

❺ トンボ　　　　　　　　ヒント：昆虫

❻ ウサギ　　　　　　　　ヒント：動物

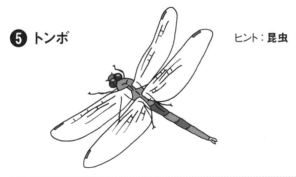

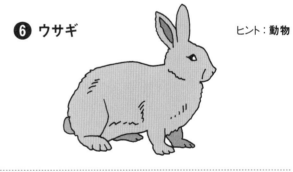

❼ トマト　　　　　　　　ヒント：野菜

❽ やかん　　　　　　　　ヒント：台所用品

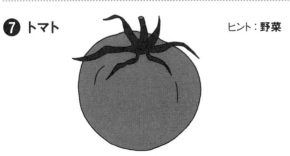

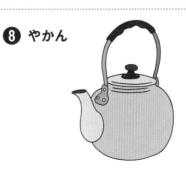

手がかり再生

[イラストの記憶]

前のページの続きです。ヒントを手がかりに覚えるようにしてください。

●37・38ページの絵を記憶します。実際の検査では、絵が4枚ずつタブレットの画面に表示され、音声での説明を聞きながら、合計16枚の絵を記憶します。ヒントも、音声で出されます。ヒントを手がかりにして絵を記憶するようにしてください。

例：「これは、大砲です。これは、オルガンです」と順に説明したうえで、「この中に楽器があります。それは何ですか?」と1つ1つヒントを出し、回答を確認して記憶を促します。

●記憶時間は、4枚につき約1分です。1つの絵を約15秒で記憶します。

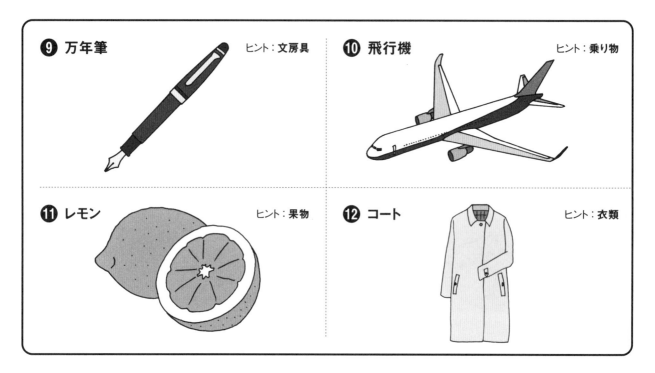

⑨ 万年筆　　ヒント：文房具

⑩ 飛行機　　ヒント：乗り物

⑪ レモン　　ヒント：果物

⑫ コート　　ヒント：衣類

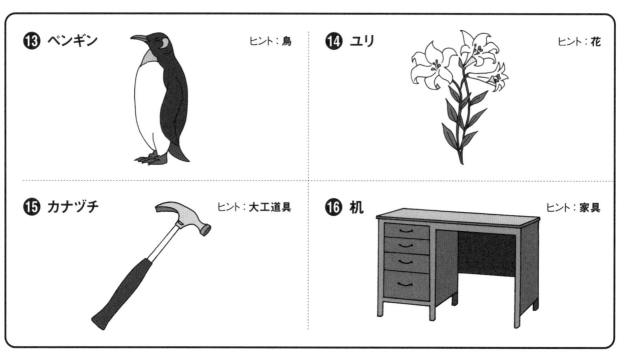

⑬ ペンギン　　ヒント：鳥

⑭ ユリ　　ヒント：花

⑮ カナヅチ　　ヒント：大工道具

⑯ 机　　ヒント：家具

問題用紙 1

これから、たくさん数字が書かれた表が出ますので、
検査員が指示をした数字に斜線を引いてもらいます。

例えば、
「1と4に斜線を引いてください」と言ったときは、

→

4	3	1	4	6	2	4	7	3	9
8	6	3	1	8	9	5	6	4	3

と例示のように順番に、
見つけただけ斜線を引いてください。

※実際の検査時に指定される数字は、その都度変更されます。

回答用紙 1

1と8に斜線を引いてください。

回答時間：約30秒

→

9	3	2	7	5	4	2	4	1	3
3	4	5	2	1	2	7	2	4	6
6	5	2	7	9	6	1	3	4	2
4	6	1	4	3	8	2	6	9	3
2	5	4	5	1	3	7	9	6	8
2	6	5	9	6	8	4	7	1	3
4	1	8	2	4	6	7	1	3	9
9	4	1	6	2	3	2	7	9	5
1	3	7	8	5	6	2	9	8	4
2	5	6	9	1	3	7	4	5	8

次は同じ用紙にはじめから、3と5と7に斜線を引いてください。

回答時間：約30秒

手がかり再生

[自由回答] 回答用紙

37・38ページで記憶した絵を思い出して、できるだけ全部書いてください。回答の順番は問いません。「漢字」でも「カタカナ」でも「ひらがな」でもかまわないので、思い出した順に書いてください。書き損じた場合は、二重線で訂正してください。

回答時間：約3分

❶ _____

❷ _____

❸ _____

❹ _____

❺ _____

❻ _____

❼ _____

❽ _____

❾ _____

❿ _____

⓫ _____

⓬ _____

⓭ _____

⓮ _____

⓯ _____

⓰ _____

手がかり再生
[手がかり回答] 回答用紙

37・38ページの絵を、回答欄に書かれたヒントを手がかりにもう一度思い出して、できるだけ全部書いてください。「漢字」でも「カタカナ」でも「ひらがな」でもかまわないので、思い出した順に書いてください。書き損じた場合は、二重線で訂正してください。

回答時間：約3分

❶ 戦いの武器

❷ 楽器

❸ 体の一部

❹ 電気製品

❺ 昆虫

❻ 動物

❼ 野菜

❽ 台所用品

❾ 文房具

❿ 乗り物

⓫ 果物

⓬ 衣類

⓭ 鳥

⓮ 花

⓯ 大工道具

⓰ 家具

問題用紙 4

この検査には、5つの質問があります。次のページに質問が書いてありますので、それぞれの質問に対する答えを右側の解答欄に記入してください。答えがわからない場合には、自信がなくてもよいので思ったとおりに記入してください。空欄にならないようにしてください。

※「何年」という質問がありますが、これは「なにどし」ではありません。干支で回答しないでください。

※「何年」の回答は、西暦で書いても和暦で書いてもかまいません。和暦とは元号を用いた言い方のことです。

※時間について「正確な時間がわからない」と感じた場合は、だいたいの想像でかまわないので記入してください。

問題用紙 4

以下の質問にお答えください。

回答時間：2分

質問	回答
今年は何年ですか？	年
今月は何月ですか？	月
今日は何日ですか？	日
今日は何曜日ですか？	曜日
今は何時何分ですか？	時　　　分

認知機能検査

模擬テスト

4

（検査時間合計：約30分）

【諸注意】

●携帯電話や時計は、目に見えないところにしまってください。

●回答中は声を出さないでください。

●間違えたときは二重線で訂正して書き直してください。消しゴムは使えません。

認知機能検査
検査用紙

①まず、ご自分の名前を記入してください。
　ふりがなはいりません。

②ご自分の生年月日を記入してください。

名前 (なまえ)	
生年月日 (せいねんがっぴ)	明治 (めいじ) 大正 (たいしょう)　　　年 (ねん)　　　月 (がつ)　　　日 (にち) 昭和 (しょうわ)

答え

手がかり再生

[イラストの記憶]

これから、いくつかの絵を見ていただきます。あとで何の絵があったかすべて答えていただきますので、よく覚えてください。絵を覚えるためのヒントも出しますので、ヒントを手がかりに覚えるようにしてください。

記憶時間：イラスト4枚につき約1分

❶ 大砲 ヒント：戦いの武器

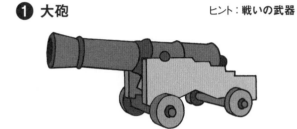

❷ オルガン ヒント：楽器

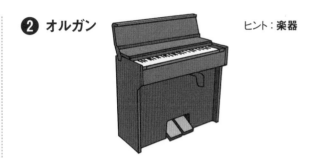

❸ 耳 ヒント：体の一部

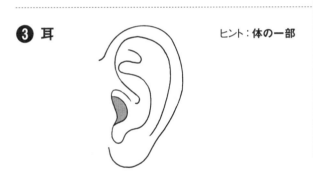

❹ ラジオ ヒント：電気製品

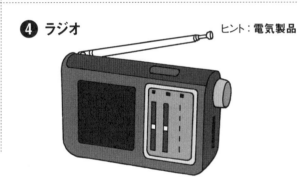

❺ テントウムシ ヒント：昆虫

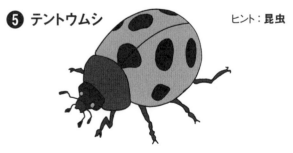

❻ ライオン ヒント：動物

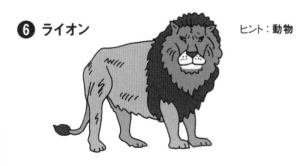

❼ タケノコ ヒント：野菜

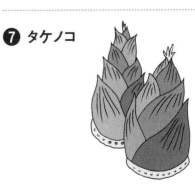

❽ フライパン ヒント：台所用品

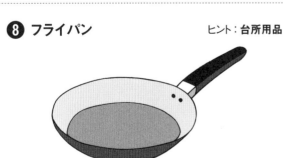

手がかり再生
[イラストの記憶]

前のページの続きです。ヒントを手がかりに覚えるようにしてください。

●47・48ページの絵を記憶します。実際の検査では、絵が4枚ずつタブレットの画面に表示され、音声での説明を聞きながら、合計16枚の絵を記憶します。ヒントも、音声で出されます。ヒントを手がかりにして絵を記憶するようにしてください。

例:「これは、大砲です。これは、オルガンです」と順に説明したうえで、「この中に楽器があります。それは何ですか?」と1つ1つヒントを出し、回答を確認して記憶を促します。

●記憶時間は、4枚につき約1分です。1つの絵を約15秒で記憶します。

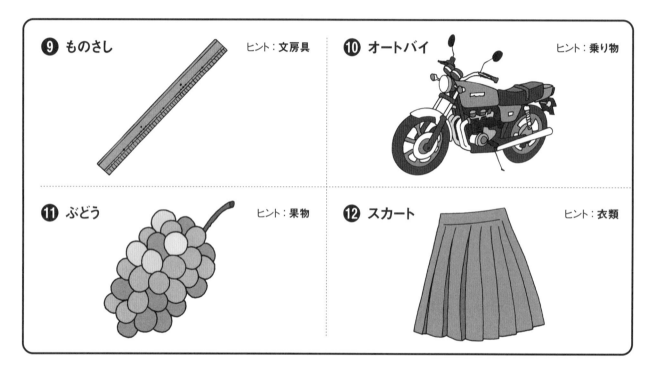

❾ ものさし　　　　　ヒント:文房具

❿ オートバイ　　　　ヒント:乗り物

⓫ ぶどう　　　　　　ヒント:果物

⓬ スカート　　　　　ヒント:衣類

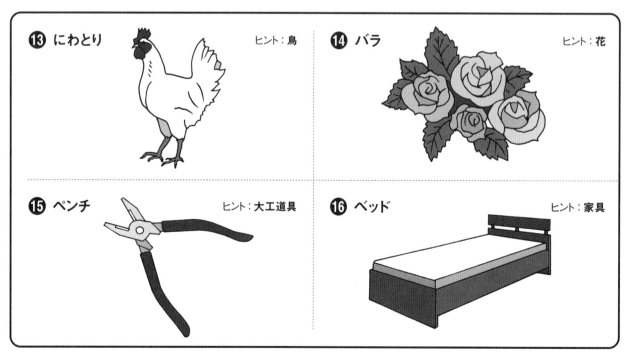

⓭ にわとり　　　　　ヒント:鳥

⓮ バラ　　　　　　　ヒント:花

⓯ ペンチ　　　　　　ヒント:大工道具

⓰ ベッド　　　　　　ヒント:家具

問題用紙 1

これから、たくさん数字が書かれた表が出ますので、
検査員が指示をした数字に斜線を引いてもらいます。

例えば、
「1と4に斜線を引いてください」と言ったときは、

→

4	3	1	4	6	2	4	7	3	9
8	6	3	1	8	9	5	6	4	3

と例示のように順番に、
見つけただけ斜線を引いてください。

※実際の検査時に指定される数字は、その都度変更されます。

回答用紙 1

6と9に斜線を引いてください。

（回答時間：約30秒）

→

9	3	2	7	5	4	2	4	1	3
3	4	5	2	1	2	7	2	4	6
6	5	2	7	9	6	1	3	4	2
4	6	1	4	3	8	2	6	9	3
2	5	4	5	1	3	7	9	6	8
2	6	5	9	6	8	4	7	1	3
4	1	8	2	4	6	7	1	3	9
9	4	1	6	2	3	2	7	9	5
1	3	7	8	5	6	2	9	8	4
2	5	6	9	1	3	7	4	5	8

次は同じ用紙にはじめから、1と4と8に斜線を引いてください。

（回答時間：約30秒）

手がかり再生

[自由回答] 回答用紙

47・48ページで記憶した絵を思い出して、できるだけ全部書いてください。回答の順番は問いません。「漢字」でも「カタカナ」でも「ひらがな」でもかまわないので、思い出した順に書いてください。書き損じた場合は、二重線で訂正してください。

回答時間：約3分

❶ _____

❷ _____

❸ _____

❹ _____

❺ _____

❻ _____

❼ _____

❽ _____

❾ _____

❿ _____

⓫ _____

⓬ _____

⓭ _____

⓮ _____

⓯ _____

⓰ _____

手がかり再生

［手がかり回答］回答用紙

47・48ページの絵を、回答欄に書かれたヒントを手がかりにもう一度思い出して、できるだけ全部書いてください。「漢字」でも「カタカナ」でも「ひらがな」でもかまわないので、思い出した順に書いてください。書き損じた場合は、二重線で訂正してください。

回答時間：約3分

❶ 戦いの武器

❷ 楽器

❸ 体の一部

❹ 電気製品

❺ 昆虫

❻ 動物

❼ 野菜

❽ 台所用品

❾ 文房具

❿ 乗り物

⓫ 果物

⓬ 衣類

⓭ 鳥

⓮ 花

⓯ 大工道具

⓰ 家具

問題用紙 4

この検査には、5つの質問があります。次のページに質問が書いてありますので、それぞれの質問に対する答えを右側の解答欄に記入してください。答えがわからない場合には、自信がなくてもよいので思ったとおりに記入してください。空欄にならないようにしてください。

※「何年」という質問がありますが、これは「なにどし」ではありません。干支で回答しないでください。

※「何年」の回答は、西暦で書いても和暦で書いてもかまいません。和暦とは元号を用いた言い方のことです。

※時間について「正確な時間がわからない」と感じた場合は、だいたいの想像でかまわないので記入してください。

問題用紙 4

以下の質問にお答えください。

回答時間：2分

質問	回答
今年は何年ですか？	年
今月は何月ですか？	月
今日は何日ですか？	日
今日は何曜日ですか？	曜日
今は何時何分ですか？	時 分

認知機能検査　模擬テストの

解答と解説

手がかり再生は最大32点、時間の見当識は最大15点となります。
解説を参考にしながら採点してみましょう。

1.手がかり再生［最大32点］

採点方法

1つのイラストにつき、自由回答が正答の場合は2点
手がかり回答のみ正答の場合は1点

解　説

手がかり回答時において、1つのヒントに2つ以上の回答をしてはいけません。
　例：「楽器」に対して「オルガン、琴」などの複数回答は不正解になります。

また、回答の順序は採点の対象外とし、与えられたヒントに対応していない
場合であっても、正しく回答されていれば正答とします。
　例：ヒントである「動物」の欄に、昆虫の正答を記入した場合など。

2.介入問題［配点なし］

この課題は、手がかり再生の「イラストの記憶」から「回答」までに、
一定の時間を空けることを目的としたものであるため、採点の対象にはなりません。

3.時間の見当識［最大15点］

採点方法

「年」正答の場合は5点　　　「月」正答の場合は4点
「日」正答の場合は3点　　　「曜日」正答の場合は2点
「時間」正答の場合は1点

解　説

西暦、和暦のいずれでもかまいませんが、和暦の場合において、検査時の
元号以外の元号を用いた場合には誤答となります。
現在の年を過去の元号に置き換えた場合（例：令和5年を平成35年）は、
正しい元号を記載していないため、誤答となります。
西暦「2023年」と回答する意図で「23年」と省略した場合においては、正
答となります。
「タッチペン（鉛筆）を持って、始めてください」といった時刻を「検査時刻」とし、
「検査時刻」から前後それぞれ30分以上ずれる場合は誤答となります。また、
「午前」および「午後」の記載の有無は問われません。検査中は時計を見ら
れないため、受検前に時間を確認してください。
検査時刻が「9時40分」で、回答が「10時10分」の場合、回答が検査時
刻から30分以上ずれていることから、誤答となります。

※検査内容は、今後、変更される可能性があります。

日本認知症予防学会理事長で鳥取大学医学部教授・浦上克哉先生によりますと、認知症を予防する3つの習慣は、「運動」「知的活動」「コミュニケーション」だと言います。運動とは有酸素運動や筋力トレーニングなど、コミュニケーションは会話や社会活動などで積極的に他者と関わる習慣のことです。本書のパズルパートは、3つの習慣のうちの1つである「知的活動」について、パズルで楽しみながら、認知機能をまんべんなく鍛えることを目的としています。主な認知機能には8種類のものがあります。その8つとは「思考力」「視空間認知力」「注意力」「作業記憶力」「計算力」「近時記憶力」「判断力」「遂行力」です。次にそれぞれの力について、簡単に説明します。

① 思考力

まずは思考力です。これは「観察や記憶によって頭の中に蓄えられた情報を整理したり、結合して新しい関係を作り出したりする能力」です。周囲の人とおしゃべりしたり、メールや文章を書くときに必要となります。そのため思考力が低下すると、周囲の人との円滑なコミュニケーションが取りにくくなり、孤立する原因の1つになります。

② 視空間認知力

2番目の視空間認知力とは「空間の全体的なイメージをつかむための能力」です。言い換えれば「目に見える範囲（視界）にある物の配置を正確に把握する能力」でもあります。視空間認知力が低下すると、自動車の運転で以前はできていた車庫入れがうまくいかなくなったり、椅子にきちんと座れなくなったりします。

③ 注意力

3番目に注意力。これは「1つのことを続けたり、複数のものから特定のものを見つけたり、同時に注意を向けたりするための能力」です。注意力が低下すると、つねに周囲の状況に気を配らないといけない自動車の運転に支障をきたしたり、料理の際に火にかけた鍋の様子に気をつけながら包丁で食材を切ったりといった、複雑なことについて理解したり、反応したりすることが困難になります。

④ 作業記憶力

4つ目の作業記憶力とは「何かの作業を行うときに、頭の中に必要な情報を置いておく能力」です。作業記憶力が低下すると、これまでは問題もなくできていた家事や仕事がスムーズにできなくなります。また必要な記憶が思い出しにくくなり、順番を間違えたり、作業の手が止まったりして、日常生活を円滑にこなせなくなってしまいます。

⑤ 計算力

次は計算力。ズバリ「数を理解して足し算・引き算・掛け算・割り算といった計算をする能力」です。日常生活では計算力を必要とする場面が頻繁に出てきます。この力が低下すると、買い物の際のお釣りの計算ができない、バスや電車の出発までの空き時間を間違えるなど、いろいろと不都合が生じます。

⑥ 近時記憶力

6番目の近時記憶力とは「あることを記憶し、いったんそのことを意識しないようになった後にまた思い出すという能力」です。近時記憶力が低下すると、数日前にした約束を忘れる、自分である場所にしまった約束を忘れる、自分である場所にしまったことを忘れて財布が盗まれたと勘違いするなど、記憶障害と呼ばれる症状に近くなります。

⑦ 判断力

7つ目の判断力とは「物事を正しく認識し、目的や条件に応じて必要なものを選ぶのに欠かせない能力」です。注意力と同様「自動車の運転」に必須の能力でもあります。判断力が低下すると交通事故に遭ったり、特殊詐欺に引っかかったりといった、身の危険や経済的損失に直結する事態に見舞われかねません。

⑧ 遂行力

最後に遂行力。これは「物事を計画したり、優先順位をつけて効率的に進めたりして、目的を成し遂げるために必要な能力」です。遂行力が低下すると、段取りよく物事が進められなくなったり、料理などの家事をスムーズに進められなくなったりします。

ここまで、8種類の認知機能力について説明してきました。次ページではそれらの力を効率よく鍛えるパズルがどんなものかについて、説明していきましょう。

このパズルが この力に効く！

本書には全部で17種類のパズルが、30日間にわたって出てきます。それぞれのパズルが前のページで説明した8つの認知機能能力のどれを鍛えるか、それぞれの「力」に沿って解説します。

① 思考力を鍛えるパズル

パズルで思考力を鍛える種類としては「しりとり」や「クイズ」「連想ゲーム」などがあげられます。

本書では、5文字や6文字の言葉をしりとりでつなぐように、空いたマスに文字を入れる《穴埋めしりとり》、「こじんしゅう→主人公」のように文字を並べ替えて三字熟語・四字熟語を作り漢字で書く《並べ替え熟語作り》、「かん・ち・がい」のように5文字の言葉を「2文字・1文字・2文字」というように分けてバラバラに配置し、つなげて元の言葉にする《言葉つなぎ》という3種類のパズルを用意しました。会話を正しく進めるためにも、また正しく言葉を記憶するためにも、これらのパ

② 視空間認知力を鍛えるパズル

視空間認知力を鍛えるには図画工作がストレートに役立ちます。絵を描いたり日曜大工をしたりすればこの力が鍛えられますし、塗り絵や貼り絵も効果的です。

本書ではこの力を鍛えるため、塗り絵の応用として特定のピースを鉛筆で塗りつぶし絵柄を浮き上がらせる《ピース塗り絵》を用意しました。また、9つのマスに黒いタイルが3カ所ずつ入った5枚の板のうち、3枚の板を選んでうまくピッタリ合わせると9つのマスすべてが黒くなるのはどれかを見つける《重ねてタイル》も効果的です。

さらに応用形として、漢字のパーツをバラバラにしたものを組み合わせてどんな熟語ができるかを答える《バラバラ二字熟語》もあります。出てきた絵柄が何であるかをイメージする、頭の中でタイルを重ねる、同じく頭の中で漢字を組み立てる、これらの頭脳の働きが視空間認知力を鍛えてくれます。

③ 注意力を鍛えるパズル

注意力を手軽に鍛えられるものは「文字探しゲーム」です。これはたとえば今日の新聞一面のうち「が」と「を」はいくつ出てくるかを10分

ズルを役立ててください。

以内に数えるというようなものです。パズルとしてはもう一段進めて、いろいろな大きさや書体の文字や数字のうちからひと組だけある同じ文字や数字を見つける《ワンペア探し》を用意しました。また、上下の絵で7つの違っている箇所を見つける《まちがい探し》に、熟語の読みを

しりとりしながらスタートからゴールへたどる《熟語しりとり迷路》もあります。いずれも注意力を鍛えるのに適切な「ちょっと難しくて、解けると達成感がある」レベルのものを集めましたので、効率よく注意力を鍛えてください。

おも　□　な　□
↓
□　く　□　ん

文字リスト
しして めら

●**思考力**を鍛える《穴埋めしりとり》はリストの文字を入れて、しりとりを作る。答えは「おもてなし」→「しくらめん」

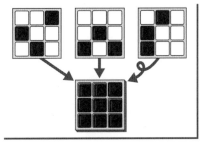

●重ねると9マスがすべて黒くなる3枚の板を見つける《重ねてタイル》。頭の中で重ねる作業が**視空間認知力**の鍛錬に

●分解された漢字を復元する《バラバラ二字熟語》では、**視空間認知力**とともに記憶を引き出す作業でさらに脳を鍛える

●ひと組だけの同じ文字や数字の並びを見つけ出す《ワンペア探し》で注意力を鍛える。上の例には「花」が2つある

④ 作業記憶力を鍛えるパズル

作業記憶力を鍛えるのに効果的な日常生活での行動としては「料理」があげられます。料理のレシピをひと通り頭に入れておき、段取りを考えながら効率よく次々と料理を作るのは作業記憶力のたまものです。

この力を鍛えるパズルとしては、おなじみの「クロスワード」や、これまた人気の「ナンバープレース」といったものが最適です。

本書ではタテのカギ、ヨコのカギで解くタイプとは異なる、《ナンバークロスワード》や《漢字詰めクロスワード》を集めました。

また「ナンバープレース」は9マス×9マスに「1〜9」を入れるオーソドックスなものではなく、比較的とっつきやすい、6マス×6マスに1〜6を入れるタイプの《6×6ナンプレ》を用意しました。

これらを解くことで作業記憶力を楽しみながら鍛えてください。

⑤ 計算力を鍛えるパズル

計算力を鍛えるには、ストレートに「計算問題」を解くことが最も効果的ではありますが、ただ単に足し算や引き算などを解くだけでは飽きてしまいがちです。

そこで本書ではひとひねりして、指定されたマーク内の数字を足し合

わせる《マーク計算》、アナログ時計やデジタル時計を表示して「何時間何分後（前）は何時？」を答えさせるといった《時計計算》、マッチ棒を動かして正しい計算式にする《マッチ棒計算》の3種類を揃えました。ふつうの計算とは趣が異なる、バラエティあふれる計算パズルを楽しんで、知らず知らずのうちに計算力を身につけてください。

⑥ 近時記憶力を鍛えるパズル

近時記憶力を鍛えるうえで最も効果的なのは、トランプの「神経衰弱」です。伏せたトランプを2枚めくって同じ数字のカードを当てるというゲームですね。

近時記憶力をしっかりと鍛えましょう。

⑦ 判断力を鍛えるパズル

判断力を鍛えるのに向いているパ

●作業記憶力と論理的思考を使う《6×6ナンプレ》。タテ行・ヨコ行・太線で囲まれたブロックに1〜6の数字を入れるパズル

40分前は？　3時間5分後は？

●時計の時間から指定の時間を計算する《時計計算》。上の例の答えはどちらも3時。2種類の時計を使って**計算力**を鍛えられる

を迎えてよく目や耳にするようになった「学び直し」「生涯学習」などはその最たるものです。

パズルとしては本書で取り上げた《記憶合わせ＆計算》が効果的です。

「運転免許認知機能検査模擬テスト」とよく似ていますが、ページの上に並んだ絵（乗り物やアルファベット）を覚え、その後、上の絵を手や紙などで隠してページ中央の計算式を解いて、解き終わったら上の絵柄に関する質問に答えるというものです。

いわゆる「もの忘れ」を予防するために、近時記憶力をしっかりと鍛えましょう。

⑧ 遂行力を鍛えるパズル

最後になる遂行力です。遂行力がとくに必要になるのは作業記憶力の項でも取り上げた、「料理」です。

「料理」をうまく行うことで遂行力自体が鍛えられるとも言えますが、そのほか手芸や折り紙、楽器演奏などもこの力を鍛えるのに役立ちます。本書におけるパズルとしてはとくにこれというものはなく、強いて言えば作業記憶力を鍛えるパズルでも取り上げた、「ナンプレ」や「クロスワード」が効果があると言えそうですが、本書に載っているパズルをすべて目標通りに解き切ることが、遂行力を鍛える近道といえます。

ぜひ本書を十分に活用して、ほかの7つの力とともに遂行力を鍛え上げてください。

ズルとしては「ジグソーパズル」が最適です。本来の絵柄と、バラバラになったピースを見比べて、正しい場所を判断していくパズルです。

本書では、ピースをバラバラにしなくてもできる《イラストジグソー》というパズルを用意しました。ある絵をジグソーパズルにしてバラバラになったピースを配置し、どこにも当てはまらないピース3つを見つけるというものです。

このパズルを解いて判断力の低下を防いでください。

パズルページの**使い方**

1日1ページで30日間の脳のトレーニングパズルが出題されます。
毎日できる時間に楽しみながらチャレンジしましょう。以下の使い方を見て、
正解した数や健康チェック欄に毎日記入した項目を自己診断にお役立てください。

このパズルで、おもに鍛えられる認知機能力です。

問題文です。よく読んでからチャレンジしましょう。

健康チェック
問題を解いた日の体温・血圧・体重を測って記入しておきましょう。
また、朝食・昼食・夕食で食べたものを簡単に記入しておくことで30日分の食事メモとして使用できます。

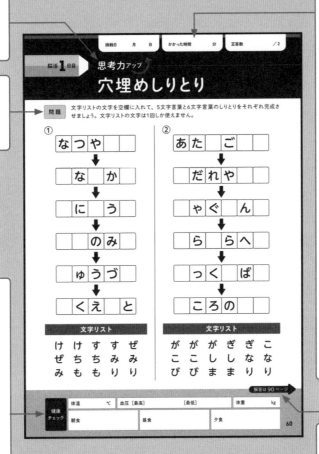

挑戦日
問題を解いた日を記入しましょう。

かかった時間
この問題を解くのにかかった時間を記入しましょう。

正答数
解答ページを見て答え合わせして、正解した数を記入しましょう。《まちがい探し》は見つけられた数、《記憶合わせ＆計算》は覚えていた絵の数を記入してください。

この問題の答えが載っているページです。答え合わせをしましょう。

認知機能力の苦手分野を見つける

健康チェックで体調の変化を振り返るほかにも、例えば15日目に「正答数」を見直してみると、
56〜58ページで解説した認知機能力の苦手な分野がわかります。
同じパズルで間違いが多かった場合、そのパズルで鍛えられる認知機能力に注目して、
次に同じ認知機能を鍛えるパズルを解くときにはゆっくり確実に解いてみましょう。

脳活 **1** 日目

思考力アップ

穴埋めしりとり

問題 文字リストの文字を空欄に入れて、5文字言葉と6文字言葉のしりとりをそれぞれ完成させましょう。文字リストの文字は1回しか使えません。

①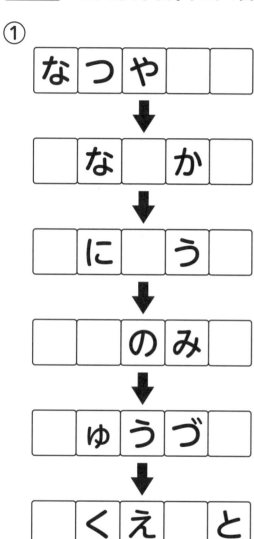

文字リスト

け　け　す　す　ぜ
ぜ　ち　ち　み　み
み　も　も　り　り

②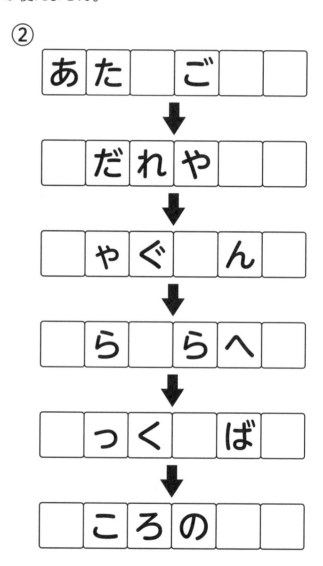

文字リスト

が　が　が　ぎ　ぎ　こ
こ　こ　し　し　な　な
び　び　ま　ま　り　り

解答は 90 ページ

健康チェック	体温 ℃	血圧［最高］	［最低］	体重 kg
	朝食	昼食	夕食	

脳活 **2** 日目

視空間認知力アップ

重ねてタイル

問題 黒いタイルがいくつか入ったA〜Eの板のうち、3枚をぴったり重ねると9つのマスすべてが黒いタイルになる板はどれでしょうか。アルファベット3つで答えましょう。白いところは透明です。板は回転できますが、裏返して使うことはできません。

A

B

C

D

E

答え

解答は 90 ページ

健康チェック	体温　　　　℃	血圧 [最高]　　　　　　[最低]	体重　　　　kg
	朝食	昼食	夕食

脳活 **3** 日目

注意力アップ ↰

まちがい探し

問題 上と下のイラストには、違うところが7か所あります。7つすべてのまちがいを見つけて、
〇で囲んでください。

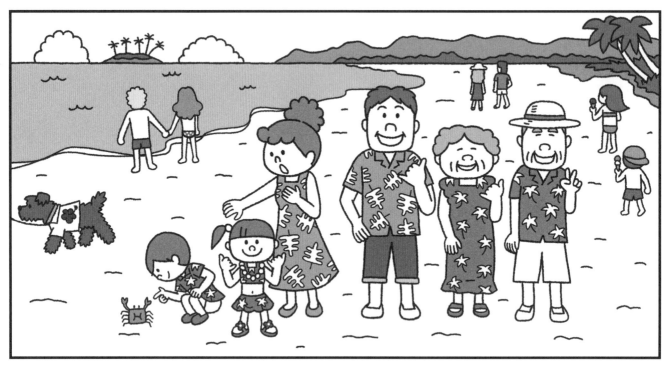

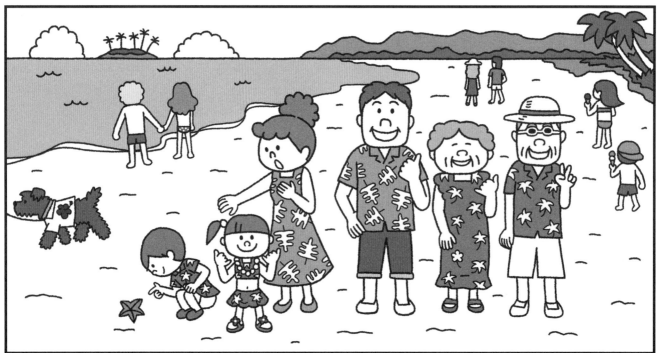

解答は90ページ

健康チェック	体温 　　　℃	血圧 ［最高］ 　　　　［最低］	体重 　　　kg
	朝食	昼食	夕食

62

脳活 **4** 日目

作業記憶力アップ

ナンバークロスワード

問題 同じ数字のマスに同じカタカナが入ります。すでに出ているカタカナをヒントに、クロスワードと同じように言葉を入れていきます。下にある数字⇔文字対応表にカタカナをメモして、どの数字にどのカタカナが入るかを確認しながら完成させてください。

1 ナ	2 カ	3 ヨ	4 シ	■	4	3	5	2
6	■	1	2	1	7	8	■	9
■	2	7	■	9	8	10	5	11
12	13	4	3	13	■	8	■	5
12	8	■	1	■	1	6	12	■
■	3	11	2	4	■	10	13	12
11	5	5	■	12	10	8	■	13
5	■	8	3	5	2	■	7	9
11	6	13	■	12	13	10	8	13

数字⇔文字対応表

1	2	3	4	5	6	7	8	9
ナ	カ	ヨ	シ					

10	11	12	13

解答は 90 ページ

健康チェック

体温　　　　℃	血圧 [最高]　　　　　　　[最低]	体重　　　　kg
朝食	昼食	夕食

脳活 **5**日目　計算力アップ ↱

マーク計算

解答は 91 ページ ➡

問題　指定されたマーク（記号やイラスト）の中にある数字をすべて足しましょう。角度や大きさにまどわされずに指定のマークを見つけ出して、合計数を答えてください。

と ● 2つのマークの合計は？

答え [　　　　　]

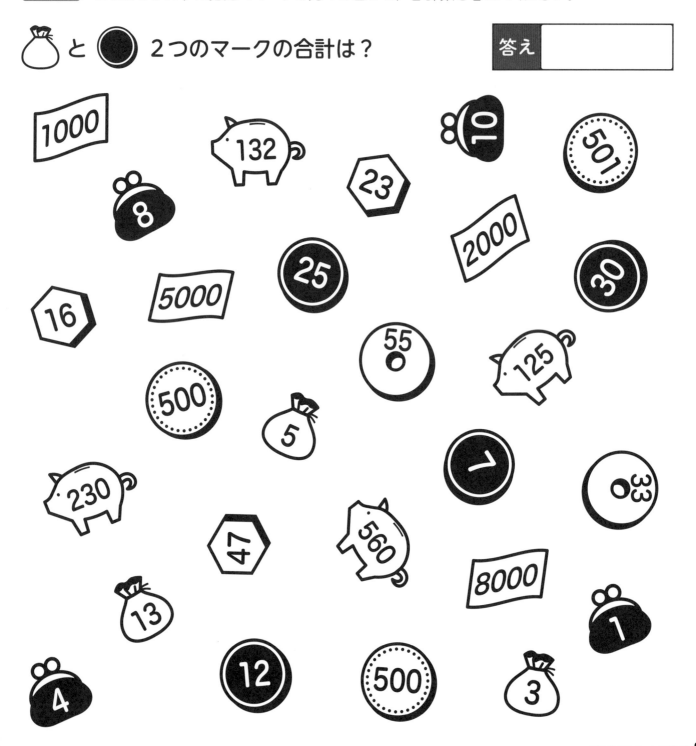

脳活 **6** 日目

思考力アップ↷

並べ替え熟語作り

問題 ひらがなを並べ替えると、ある言葉になります。できた言葉を漢字で書いて答えましょう。
①～③は三字熟語、④～⑥は四字熟語です。

①

こ ん
ゃ
ど や お

答え □□□

②

ぶ い
さ く
え ん

答え □□□

③

い し と
ま ま
や だ

答え □□□

④

か く へ
く ん
が か

答え □□□□

⑤

い い ん
い め
し さ
す

答え □□□□

⑥

ち ょ き
ん ど う
う て

答え □□□□

解答は 91 ページ

健康チェック	体温	℃	血圧 [最高]		[最低]		体重	kg
	朝食			昼食			夕食	

65

脳活 **7**日目

視空間認知力アップ

バラバラ二字熟語

解答は91ページ

問題 料理に関係する二字熟語がバラバラになっています。元の熟語をそれぞれ漢字2文字で答えましょう。

①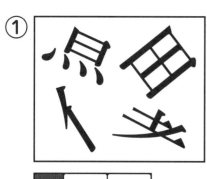

答え ☐☐

②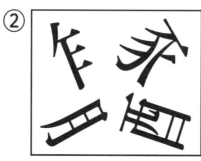

答え ☐☐

③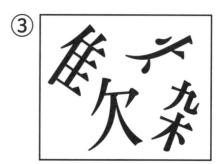

答え ☐☐

④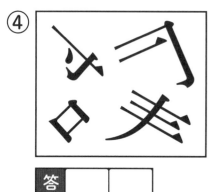

答え ☐☐

⑤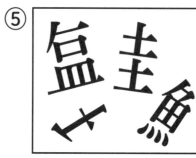

答え ☐☐

⑥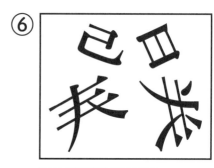

答え ☐☐

⑦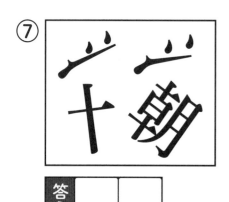

答え ☐☐

⑧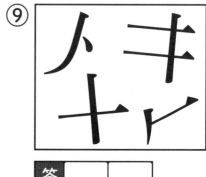

答え ☐☐

⑨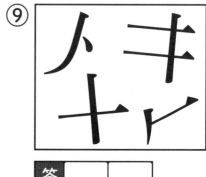

答え ☐☐

健康チェック	体温　　　　　℃	血圧 [最高]　　　　　[最低]	体重　　　　　kg
	朝食	昼食	夕食

脳活 **8** 日目　注意力アップ

ワンペア探し

問題 すべて違うように見える文字の中には、①〜③にそれぞれひと組だけ同じ文字があります。1つだけのワンペアを見つけて答えましょう。

①

答え

ワ カ ム ヱ キ コ
ヲ レ ヌ ペ シ ド
ヲ マ ハ ラ ア モ
ツ ガ ナ ウ ヤ セ
ン サ ビ ケ ミ タ
ヰ フ シ ピ リ ノ
オ

②

答え

F D J I E M
N G M
B W S
A O K
Y Q U H
E V
R P L T X Z
C

③

答え

机 条 村 枯 杭 東 本 栞
札 森 栄 栗 樹 林
柴 来 棚 柑 桃
杖 椿 柱 板 枝 柿
枠 柿 杯 柚 梵 桑
案 果 巣 柳 杣 杉 杏 杵

解答は 91 ページ

健康チェック	体温　　　　℃	血圧 [最高]　　　　[最低]	体重　　　　kg
	朝食	昼食	夕食

脳活 **9**日目

作業記憶力アップ

6×6ナンプレ

解答は91ページ

問題 ルールに従って空いているマスに1〜6の数字を入れるナンプレ（ナンバープレース）です。ルールと例を見ながら、すべてのマスに数字を入れましょう。

①

		1			3
	2	6	4		
		3			6
4			1		
		4	2	5	
1			3		

②

	5		3		
		4			1
1				3	
	4				2
6			4		
		2		1	

《ルール》

❶空いているマスに1から6のいずれかの数字を入れる

❷タテの列、ヨコの列、太線で囲まれたブロック（2×3マス）にもそれぞれ1から6の数字が1つずつ入る

❸同じ行やブロックの中で数字が重複してはならない

《例》

タテ列

ヨコ列

5			1	3	
1	6			2	4
4	1	2			
			4	1	2
2		4		6	5
	3	5			1

ブロック

↓

5	2	4	1	3	6
1	6	3	5	2	4
4	1	2	6	5	3
3	5	6	4	1	2
2	4	1	3	6	5
6	3	5	2	4	1

脳活 **10** 日目

計算力アップ

時計計算

問題 ①と②はアナログ時計、③と④はデジタル時計の示す時間から、それぞれの問題の答えが何時何分になるかを書き込みましょう。デジタル時計は24時間表記です。

① 57分前は？

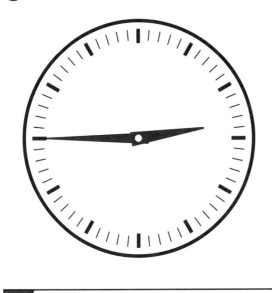

答え 　　　　時　　　　分

② 9時間半後は？

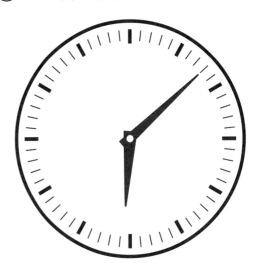

答え 　　　　時　　　　分

③ 2時間40分前は？

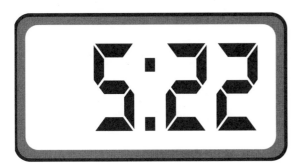

答え 　　　　時　　　　分

④ 20時間後は？

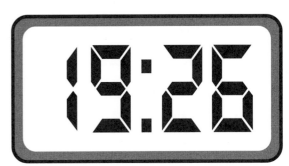

答え 　　　　時　　　　分

解答は91ページ

健康チェック	体温　　　℃	血圧［最高］　　　　　［最低］		体重　　　kg
	朝食	昼食	夕食	

脳活 **11** 日目

思考力アップ↻

言葉つなぎ

解答は 92 ページ

問題　左から右へ読むと5文字の言葉になるように、点と点を線でつなぎましょう。

①
イタ・　　　・ル・　　　・イダ
ナガ・　　　・テ・　　　・サミ
ケッ・　　　・ペ・　　　・ゾク
サス・　　　・バ・　　　・ガイ
ムー・　　　・ラ・　　　・ンス

②
ニマ・　　　・バナ・　　　・ル
ヒラ・　　　・ット・　　　・タ
ハイ・　　　・イジ・　　　・ギ
ホラ・　　　・オヨ・　　　・キ
ジェ・　　　・ヒー・　　　・シ

脳活 **12**日目

視空間認知力アップ
ピース塗り絵

問題 ★の入ったピースを塗りつぶして、絵を完成させてください。何が現れるでしょうか？

答え

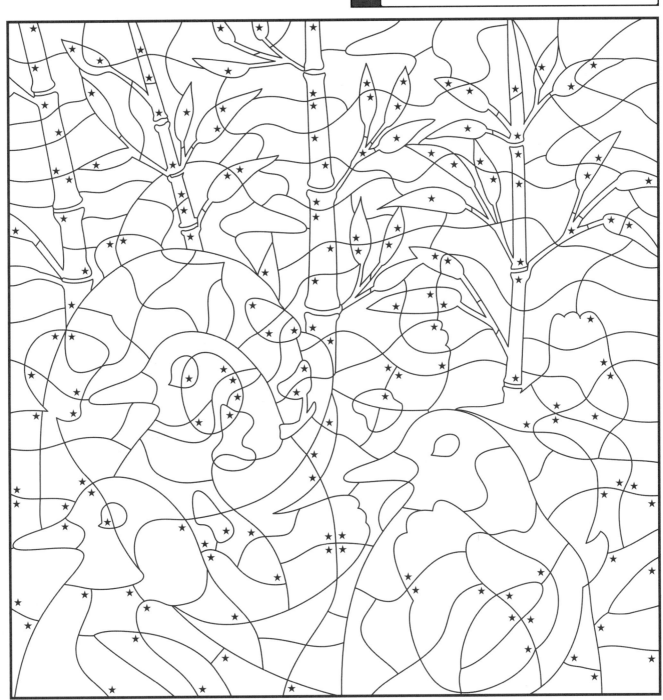

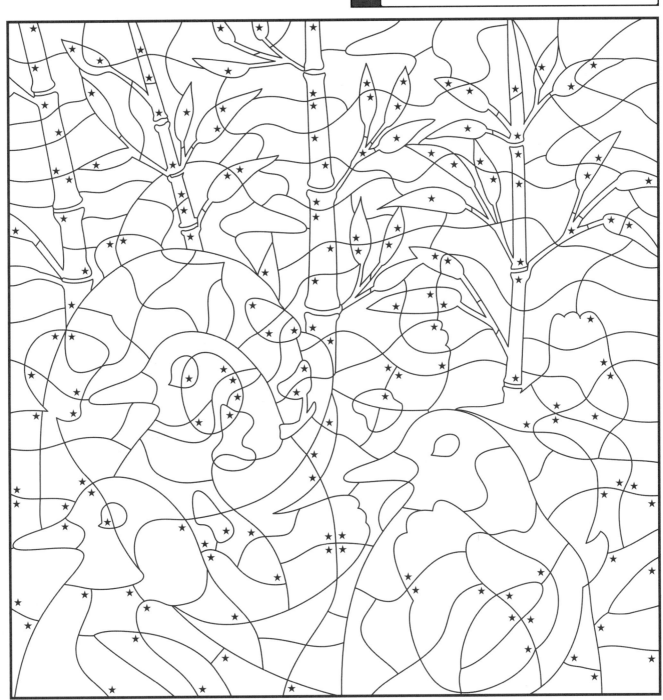

解答は 92 ページ

健康チェック	体温	℃	血圧 [最高]	[最低]	体重	kg
	朝食		昼食		夕食	

脳活 **13** 日目

注意力アップ

熟語しりとり迷路

解答は92ページ

問題 左上のスタートから始めて右下のゴールまで、熟語の読みでしりとりをしながら進みましょう。タテとヨコにしか進めず、1つの熟語は1回しか通れません。

スタート

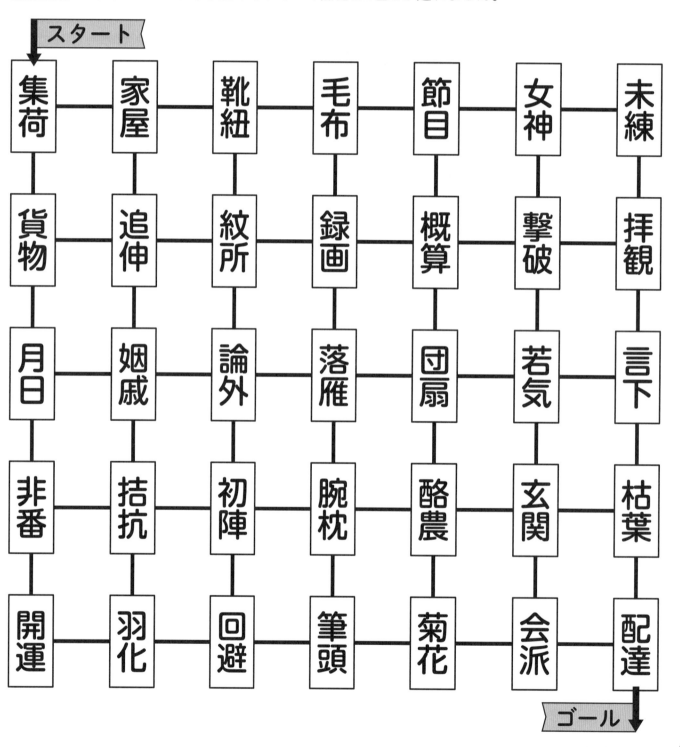

ゴール

作業記憶力アップ

漢字詰めクロスワード

問題 タテ・ヨコがすべて意味が通る熟語になるように、空いているマスに漢字リストの文字を入れましょう。すべて入ったらAとBのマスに入った漢字を並べてできた二字熟語を答えてください。漢字リストの文字は1回しか使えません。

①

乱	■	百	合	
	台	■		A
■		帯		■
	■ B		義	
	情	的	■	怒

漢字リスト

感	好	根	主
所	事	性	憤
舞	理		

| 答え | A | B | |

②

大		■		素
	B		人	■
車	■	術	■	脚
■	商		A	
完		■		家

漢字リスト

吉	見	当	八
売	品	美	方
本	要		

| 答え | A | B | |

解答は 92 ページ

健康チェック

| 体温 | ℃ | 血圧 [最高] | [最低] | 体重 | kg |

| 朝食 | | 昼食 | | 夕食 | |

脳活 **15** 日目

計算力アップ

マッチ棒計算

問題　マッチ棒でできた間違った計算式を、マッチ棒を1本だけ動かして正しい式にしましょう。
見本にある数字と記号のみ有効で、演算記号の「≠」は使えません。

使用数字と
記号の見本

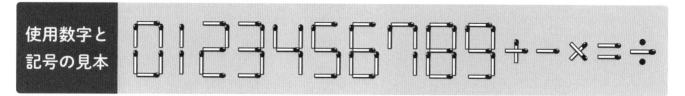

①

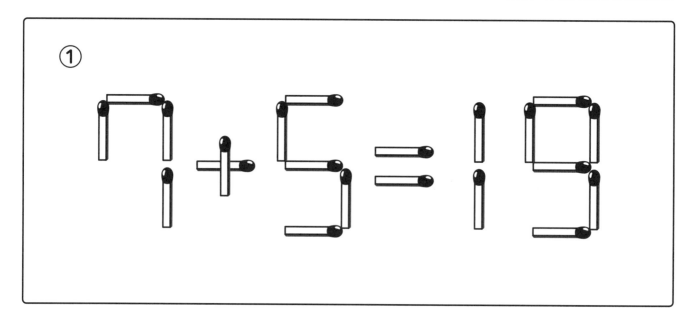

②

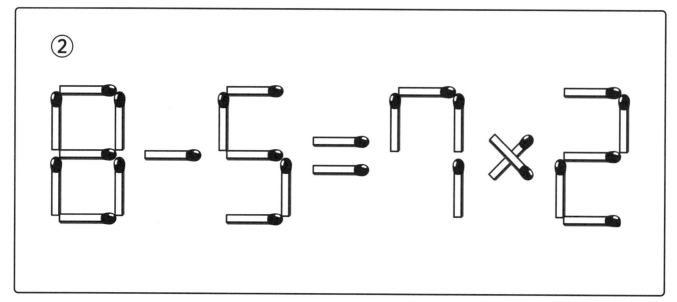

解答は 92 ページ

健康 チェック	体温　　　　℃	血圧［最高］　　　　　　［最低］	体重　　　　kg
	朝食	昼食	夕食

脳活 **16** 日目

判断力アップ

イラストジグソー

問題 中央のイラストをジグソーパズルにしました。周りにあるピースを組み合わせると、なぜかどこにも当てはまらないピースが3つありました。当てはまらないピースはどれでしょうか。アルファベットに○をつけて答えてください。

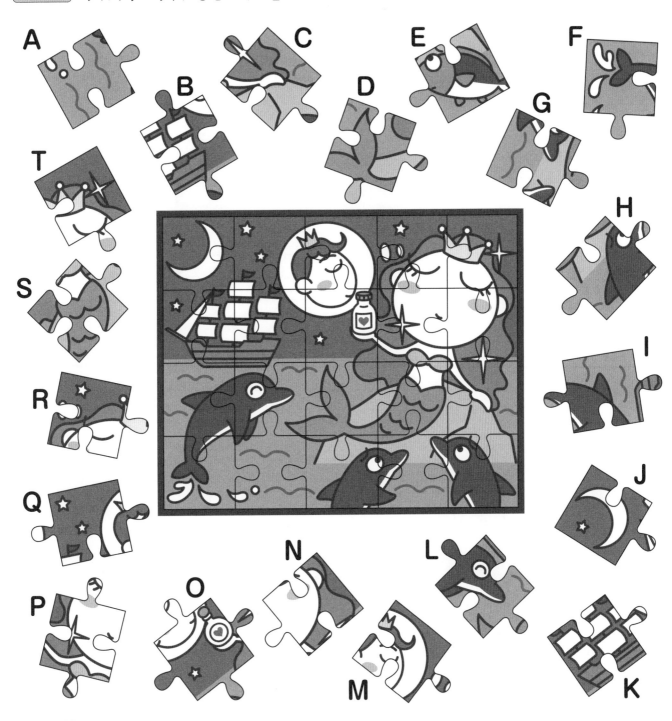

解答は 93 ページ

健康チェック	体温 ℃	血圧［最高］	［最低］	体重 kg
	朝食	昼食	夕食	

脳活 **17**日目

思考力アップ

穴埋めしりとり

問題 文字リストの文字を空欄に入れて、5文字言葉と6文字言葉のしりとりをそれぞれ完成させましょう。文字リストの文字は1回しか使えません。

①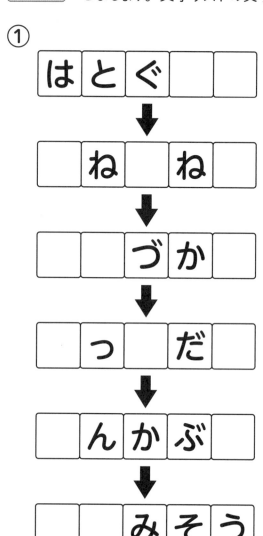

②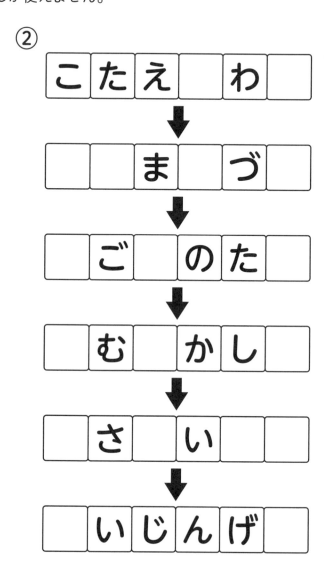

文字リスト

①
い　い　き　き　こ
こ　こ　つ　つ　て
て　ま　ま　ま　る

②
あ　い　い　い　き　き
け　け　ず　せ　せ　た
め　め　や　や　ん　ん

解答は93ページ

健康チェック	体温　　　℃	血圧 [最高]　　　　　[最低]	体重　　　kg
	朝食	昼食	夕食

76

脳活 **18** 日目

視空間認知力アップ ↗

重ねてタイル

問題 黒いタイルがいくつか入ったA〜Eの板のうち、3枚をぴったり重ねると9つのマスすべてが黒いタイルになる板はどれでしょうか。アルファベット3つで答えましょう。白いところは透明です。板は回転できますが、裏返して使うことはできません。

A

B

C

D

E

答え ☐☐☐

解答は93ページ

健康
チェック

体温　　℃　　血圧［最高］　　　［最低］　　　体重　　kg

朝食　　　　　　　昼食　　　　　　　夕食

脳活 **19**日目

注意力アップ ↗

まちがい探し

解答は 93 ページ

| 問題 | 上と下のイラストには、違うところが7か所あります。7つすべてのまちがいを見つけて、○で囲んでください。 |

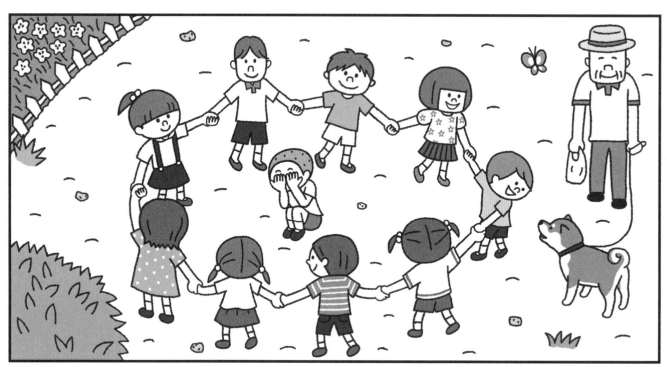

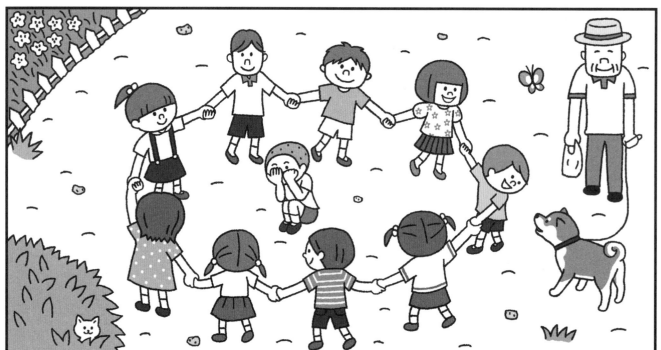

| 健康チェック | 体温 ℃ | 血圧［最高］ ［最低］ | 体重 kg |
| 朝食 | 昼食 | 夕食 |

78

脳活 **20**日目

作業記憶力アップ
ナンバークロスワード

問題 同じ数字のマスに同じカタカナが入ります。すでに出ているカタカナをヒントに、クロスワードと同じように言葉を入れていきます。下にある数字⇔文字対応表にカタカナをメモして、どの数字にどのカタカナが入るかを確認しながら完成させてください。

1 ウ	2 タ	3 ゴ	4 エ	■	5	2	6	7
2	6	8	6	9	5	■	10	7
11	■	10	5	■	7	12	10	■
6	10	13	■	12	11	■	6	13
■	11	■	1	2	6	9	■	9
6	6	10	2	4	■	6	8	10
10	■	10	1	■	8	12	3	■
12	13	■	2	12	10	■	6	12
10	1	9	6	■	13	1	2	10

数字⇔文字対応表

1	2	3	4	5	6	7	8	9
ウ	タ	ゴ	エ					

10	11	12	13

解答は93ページ

健康チェック

体温　　　℃	血圧 [最高]　　　　　[最低]	体重　　　kg
朝食	昼食	夕食

79

脳活 **21** 日目

計算力アップ↗

マーク計算

問題 指定されたマーク（記号やイラスト）の中にある数字をすべて足しましょう。角度や大きさにまどわされずに指定のマークを見つけ出して、合計数を答えてください。

と 2つのマークの合計は？　　答え

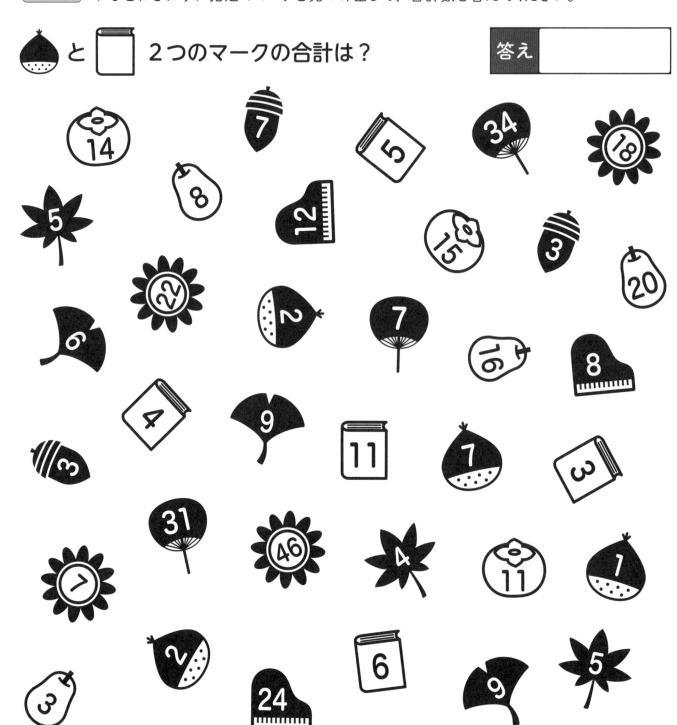

解答は94ページ

脳活 **22**日目

思考力アップ
並べ替え熟語作り

| 問題 | ひらがなを並べ替えると、ある言葉になります。できた言葉を漢字で書いて答えましょう。①〜③は三字熟語、④〜⑥は四字熟語です。 |

①

さ　ら
ん
か　っ

答え ☐☐☐

②

お　い　た
て　も
ぶ

答え ☐☐☐

③

い　う　か
ち　ょ
い　な

答え ☐☐☐

④

き　ん　さ
ん
じ　め

答え ☐☐☐☐

⑤

そ　き　ゅ
う　じ
じ　く

答え ☐☐☐☐

⑥

せ　い　し
ょ　う　す
う　え　い

答え ☐☐☐☐

解答は 94 ページ

| 健康チェック | 体温　　　℃ | 血圧［最高］　　　　　　［最低］ | | 体重　　　kg |
| | 朝食 | 昼食 | 夕食 | |

脳活 **23** 日目

視空間認知力アップ

バラバラ二字熟語

問題 旧国名を表す二字熟語がバラバラになっています。元の熟語をそれぞれ漢字2文字で答えましょう。

①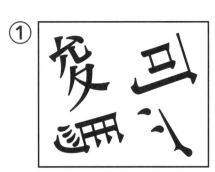

答え ☐☐

②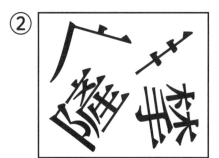

答え ☐☐

③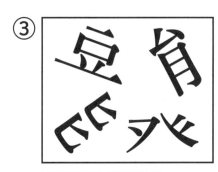

答え ☐☐

④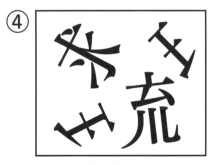

答え ☐☐

⑤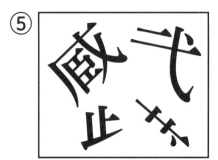

答え ☐☐

⑥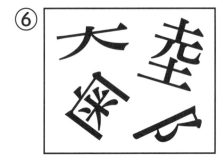

答え ☐☐

⑦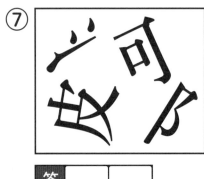

答え ☐☐

⑧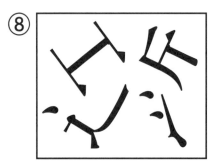

答え ☐☐

⑨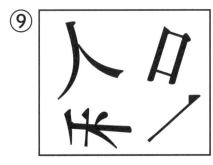

答え ☐☐

解答は 94 ページ

| 健康チェック | 体温 ℃ | 血圧 [最高] [最低] | 体重 kg |
| | 朝食 | 昼食 | 夕食 |

脳活 24日目

注意力アップ
ワンペア探し

問題 すべて違うように見える文字（数字）の中には、①〜③にそれぞれひと組だけ同じ文字（数字）があります。1つだけのワンペアを見つけて答えましょう。

① 答え

心	縁	愛	笑	絆	柔
純	誠	祝	真	玲	直
安	尊	明	美	凛	善
勇	倫	彩	麗	楽	快
優	真	貴	永	秀	幸
光	温	清	命	聖	雅

② 答え

82　30　23　48　33
10　16　58　66　26
97　20　44　28　57
63　45　52　34　85
26　77　91　49　76

③ 答え

あ　え　も　ご　じ　ゆ　ひ　る　ば　や　ほ
か　で　と　の　つ　わ　う　ま　ゐ
よ　は　る　に　ぽ　な　れ　た　ん
す　べ　き　く　い　こ　そ　が　ね　お　し

解答は 94 ページ

健康チェック	体温　　　　℃	血圧 [最高]　　　　　[最低]	体重　　　　kg
	朝食	昼食	夕食

脳活 25日目

作業記憶力アップ

6×6ナンプレ

問題 ルールに従って空いているマスに1～6の数字を入れるナンプレ（ナンバープレース）です。
ルールと例を見ながら、すべてのマスに数字を入れましょう。

①

		1		2	
	6	4			
		5			6
1			2		
			3	4	
	5		1		

②

	2			4	
		6	2		
	4	1	3	5	
	1			3	
4					5

《ルール》

❶空いているマスに1から6のいずれかの数字を入れる

❷タテの列、ヨコの列、太線で囲まれたブロック（2×3マス）にもそれぞれ1から6の数字が1つずつ入る

❸同じ行やブロックの中で数字が重複してはならない

《例》

タテ列
ヨコ列

5			1	3	
1	6			2	4
4	1	2			
			4	1	2
2	4			6	5
	3	5			1

ブロック

↓

5	2	4	1	3	6
1	6	3	5	2	4
4	1	2	6	5	3
3	5	6	4	1	2
2	4	1	3	6	5
6	3	5	2	4	1

解答は94ページ

健康チェック

体温　　　℃	血圧 [最高]　　　　[最低]	体重　　　kg
朝食	昼食	夕食

脳活 **26** 日目

計算力アップ
時計計算

問題　①と②はアナログ時計、③と④はデジタル時計の示す時間から、それぞれの問題の答え
が何時何分になるかを書き込みましょう。デジタル時計は24時間表記です。

① 4時間58分前は？

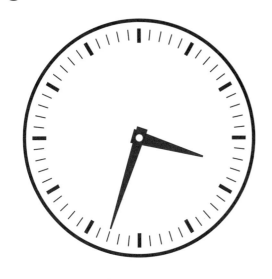

答え　　　　時　　　　分

② 2時間6分後は？

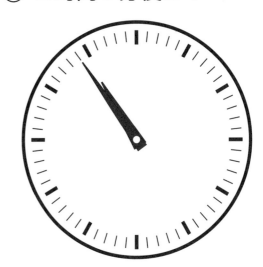

答え　　　　時　　　　分

③ 58分前は？

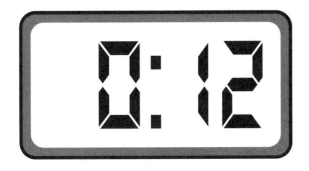

答え　　　　時　　　　分

④ 1日と50分後は？

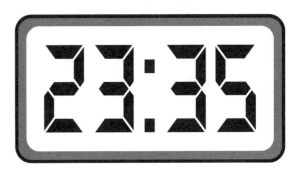

答え　　　　時　　　　分

解答は94ページ

健康チェック	体温　　　℃	血圧［最高］　　　［最低］	体重　　　kg
	朝食	昼食	夕食

脳活 **27**日目

思考力アップ ↰

言葉つなぎ

問題 左から右へ読むと5文字の言葉になるように、点と点を線でつなぎましょう。

①
エ・　　　・チノ・　　　・ッコ
ク・　　　・イグ・　　　・ット
ミ・　　　・ビフ・　　　・ルミ
ヌ・　　　・ルモ・　　　・ライ
モ・　　　・ビネ・　　　・エキ

②
ネラ・　　　・ン・　　　・ダマ
ガラ・　　　・イ・　　　・ャツ
ポロ・　　　・ス・　　　・ガニ
セケ・　　　・バ・　　　・テイ
タラ・　　　・シ・　　　・ウチ

解答は 95 ページ ➡

健康チェック

| 体温 | ℃ | 血圧 [最高] | [最低] | 体重 | kg |
| 朝食 | | 昼食 | | 夕食 | |

脳活 **28** 日目

注意力アップ

熟語しりとり迷路

問題 左上のスタートから始めて右下のゴールまで、熟語の読みでしりとりをしましょう。タテとヨコにしか進めず、1つの熟語は1回しか通れません。

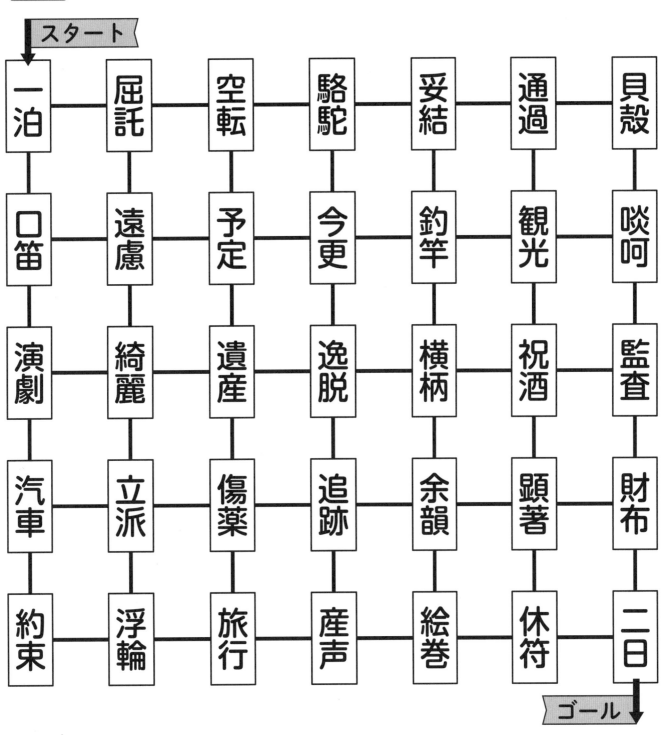

スタート

一泊	屈託	空転	駱駝	妥結	通過	貝殻
口笛	遠慮	予定	今更	釣竿	観光	啖呵
演劇	綺麗	遺産	逸脱	横柄	祝酒	監査
汽車	立派	傷薬	追跡	余韻	顕著	財布
約束	浮輪	旅行	産声	絵巻	休符	二日

ゴール

解答は 95 ページ

健康チェック	体温 ℃	血圧 [最高] [最低]	体重 kg
	朝食	昼食	夕食

脳活 **29**日目

判断力アップ

イラストジグソー

問題 中央のイラストをジグソーパズルにしました。周りにあるピースを組み合わせると、なぜかどこにも当てはまらないピースが3つありました。当てはまらないピースはどれでしょうか。アルファベットに○をつけて答えてください。

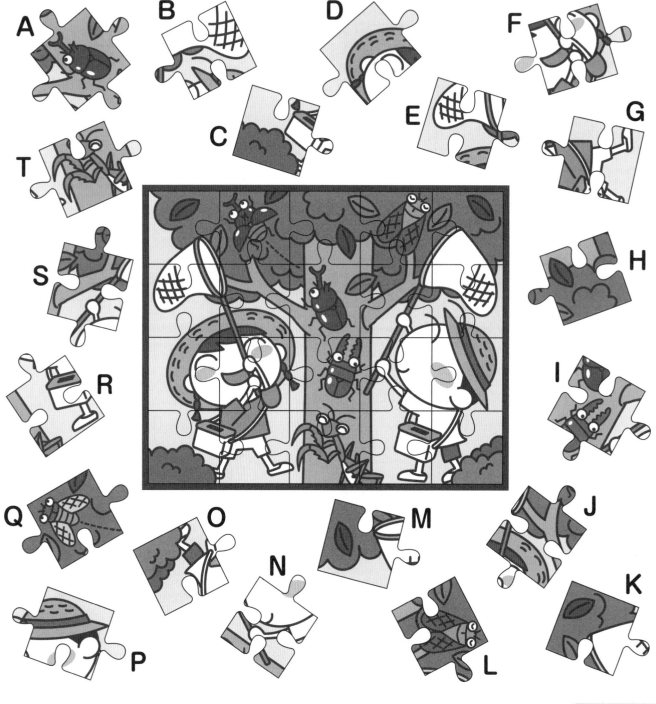

解答は 95 ページ

脳活 **30** 日目

近時記憶力アップ ↗

記憶合わせ＆計算

問題 まず、Aにある絵を覚えてください。覚えたら、Aの絵を紙などで隠して、Bの計算問題を解いてください。最後に先ほど覚えた絵について、Cの質問に答えましょう。

■ 次の絵とアルファベットを覚えてください。（記憶時間は３分程度）

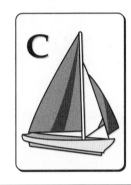
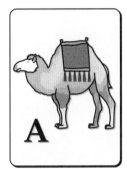
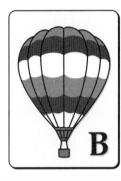
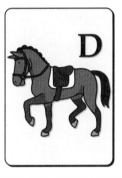
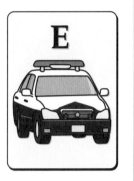

■ 上の絵を紙などで隠して、次の計算式を解いてください。

① $9 + 7 =$

② $3 \times 8 =$

③ $14 + 3 =$

④ $7 - 4 =$

⑤ $23 + 6 =$

⑥ $16 - 9 =$

⑦ $18 + 26 =$

⑧ $15 \times 4 =$

⑨ $42 \div 7 =$

■ 上で覚えた絵とアルファベットを思い出して、書き出しましょう。
（絵で書いても、「F 電車」のように文字で書いてもかまいません）

◀ 解答は 95 ページ

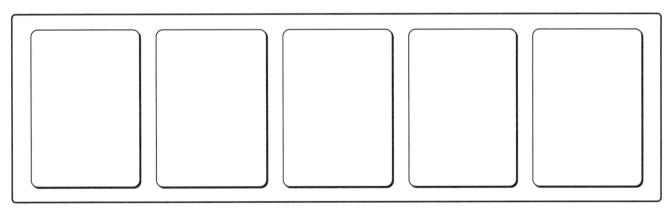

健康チェック	体温 ℃	血圧 ［最高］	［最低］	体重 kg
	朝食	昼食		夕食

3日目 まちがい探し

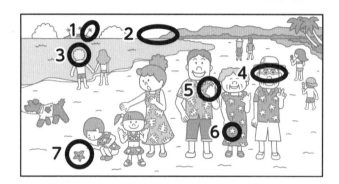

【まちがい箇所】
（1）木の位置が違う
（2）山の形が違う
（3）頭の大きさが違う
（4）サングラスをかけている
（5）小指を立てていない
（6）花模様が違う
（7）ヒトデになっている

4日目 ナンバークロスワード

¹ナ	²カ	³ヨ	⁴シ	■	⁴シ	⁵ヨ	⁷ウ	²カ
⁶ミ	■	¹ナ	カ	⁸ナ	オ	⁷リ	■	⁹イ
■	²カ	オ	■	⁹イ	⁷リ	¹⁰ド	⁵ウ	¹¹フ
¹²マ	¹³ン	⁴シ	³ヨ	¹³ン	■	⁸ナ	■	⁵ウ
¹²マ	⁸リ	■	¹ナ	■	¹ナ	⁶ミ	¹²マ	■
■	³ヨ	¹¹フ	²カ	⁴シ	■	¹⁰ド	¹³ン	¹²マ
¹¹フ	⁷ウ	⁷ウ	■	¹²マ	¹⁰ド	⁷リ	■	¹³ン
⁵ウ	■	⁸リ	³ヨ	⁵ウ	²カ	■	⁷オ	⁹イ
¹¹フ	⁶ミ	¹³ン	■	¹²マ	¹³ン	¹⁰ド	⁷リ	¹³ン

数字⇔文字対応表

1	2	3	4	5	6	7	8	9
ナ	カ	ヨ	シ	ウ	ミ	オ	リ	イ

10	11	12	13
ド	フ	マ	ン

1日目 穴埋めしりとり

①
なつやすみ
（夏休み）
↓
みなみかぜ
（南風）
↓
ぜにもうけ
（銭儲け）
↓
けものみち
（獣道）
↓
ちゅうづり
（宙吊り）
↓
りくえすと
（リクエスト）

②
あたまごなし
（頭ごなし）
↓
しだれやなぎ
（枝垂れ柳）
↓
ぎゃぐまんが
（ギャグ漫画）
↓
がらがらへび
（ガラガラ蛇）
↓
びっくりばこ
（ビックリ箱）
↓
こころのこり
（心残り）

2日目 重ねてタイル

B・C・E

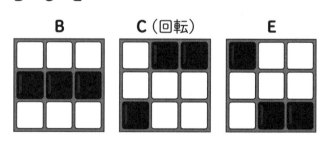

8日目 ワンペア探し

① シ

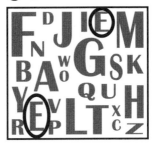

② E

③ 柿

9日目 6×6ナンプレ

①

5	4	1	6	2	3
3	2	6	4	1	5
2	1	3	5	4	6
4	6	5	1	3	2
6	3	4	2	5	1
1	5	2	3	6	4

②

2	5	1	3	4	6
3	6	4	2	5	1
1	2	6	5	3	4
5	4	3	1	6	2
6	1	5	4	2	3
4	3	2	6	1	5

10日目 時計計算

① 1時48分

② 3時38分

③ 2時42分

④ 15時26分

5日目 マーク計算

95

（25＋30＋5＋7＋13＋12＋3＝95）

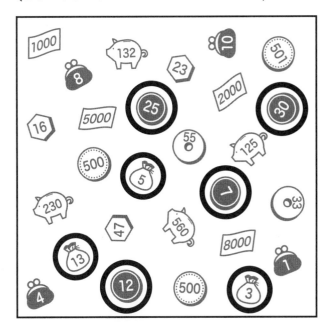

6日目 並べ替え熟語作り

① 親子丼 （おやこどん）

② 英作文 （えいさくぶん）

③ 大和魂 （やまとだましい）

④ 化学変化 （かがくへんか）

⑤ 山紫水明 （さんしすいめい）

⑥ 驚天動地 （きょうてんどうち）

7日目 バラバラ二字熟語

① 佃煮

② 酢豚

③ 雑炊

④ 寿司

⑤ 塩鮭

⑥ 春巻

⑦ 潮汁

⑧ 冷麦

⑨ 牛丼

13日目 熟語しりとり迷路

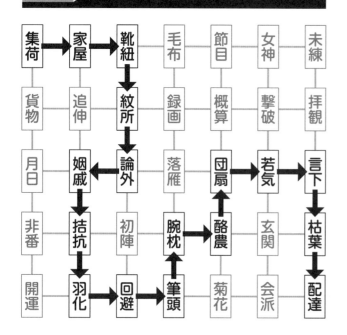

14日目 漢字詰めクロスワード

① 理事

乱	■	百	合	根
舞	台	■	理ᴀ	性
■	所	帯	主	■
好	事ʙ	■	義	憤
感	情	的	■	怒

② 見方

大	吉	■	要	素
八	方ʙ	美	人	■
車	■	術	■	脚
■	商	品	見ᴀ	本
完	売	■	当	家

15日目 マッチ棒計算

① 7+6=13

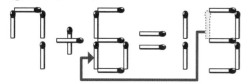

② 9+5=7×2

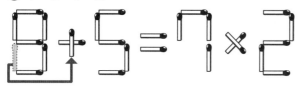

11日目 言葉つなぎ

①

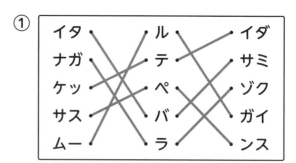

イタバサミ （板挟み）
ナガラゾク （ながら族）
ケッテイダ （決定打）
サスペンス
ムールガイ （ムール貝）

②

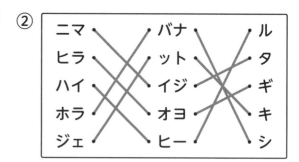

ニマイジタ （二枚舌）
ヒラオヨギ （平泳ぎ）
ハイヒール
ホラバナシ （法螺話）
ジェットキ （ジェット機）

12日目 ピース塗り絵

パンダ

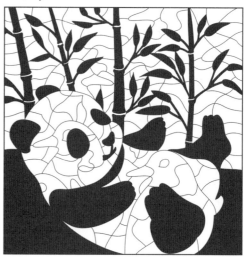

18日目 ▶ 重ねてタイル

A・D・E

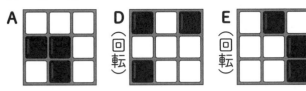

A　D(回転)　E(回転)

19日目 ▶ まちがい探し

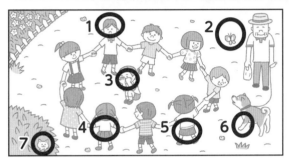

【まちがい箇所】
（1）前髪の形が違う　（2）蝶の位置が違う
（3）目を隠していない　（4）裾の長さが違う
（5）服が違う　（6）足の角度が違う
（7）猫がいる

20日目 ▶ ナンバークロスワード

¹ウ	²タ	³ゴ	⁴エ		⁵キ	²タ	⁶イ	⁷チ
²タ	⁶イ	⁸ハ	⁴イ	⁹テ	⁵キ		¹⁰ツ	⁷チ
¹¹ガ		¹⁰ツ	⁵キ		⁶チ	¹²シ	¹⁰ツ	
⁶イ	¹⁰ツ	¹³ト		¹²シ	¹¹ガ		⁶イ	¹³ト
	¹¹ガ		¹ウ	²タ	⁶イ	⁹テ		⁹テ
⁶イ	⁶イ	¹⁰ツ	²タ	⁴エ		⁶イ	⁸ハ	¹⁰ツ
¹⁰ツ		¹⁰ツ	¹ウ		⁸ハ	¹²シ	³ゴ	
¹²シ	¹³ト		²タ	¹²シ	¹⁰ツ		⁶イ	¹²シ
¹⁰ツ	¹ウ	⁹テ	⁶イ		¹³ト	¹ウ	²タ	¹⁰ツ

数字⇔文字対応表

1	2	3	4	5	6	7	8	9
ウ	タ	ゴ	エ	キ	イ	チ	ハ	テ

10	11	12	13
ツ	ガ	シ	ト

16日目 ▶ イラストジグソー

E・K・O

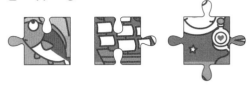

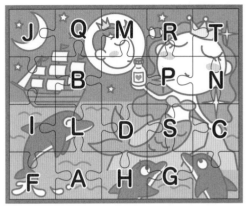

17日目 ▶ 穴埋めしりとり

①
はとぐるま
（鳩車）
↓
まねきねこ
（招き猫）
↓
こまづかい
（小間使い）
↓
いっこだて
（一戸建て）
↓
てんかぶつ
（添加物）
↓
つきみそう
（月見草）

②
こたえあわせ
（答え合わせ）
↓
せんまいづけ
（千枚漬け）
↓
けごんのたき
（華厳の滝）
↓
きむずかしや
（気難し屋）
↓
やさいいため
（野菜炒め）
↓
めいじんげい
（名人芸）

24日目 ワンペア探し

① 真

心	縁	愛	笑	絆	柔
純	誠	祝	ⓜ真	玲	直
安	尊	明	美	凛	善
勇	倫	彩	麗	楽	快
優	ⓜ真	貴	永	秀	幸
光	温	清	命	聖	雅

② 26

82	30	23	48	33
10	16	58	66	㉖
97	20	44	28	57
63	45	52	34	85
㉖	77	91	49	76

③ る

あ か え も ご じ ゆ ひ ⓡる ば や ほ
で と の つ わ う ま ゐ ん
よ は ⓡる に ぽ な れ た
す き く い こ そ が ね お し

25日目 6×6ナンプレ

①

5	3	1	6	2	4
2	6	4	5	3	1
3	2	5	4	1	6
1	4	6	2	5	3
6	1	2	3	4	5
4	5	3	1	6	2

②

1	6	4	5	2	3
5	2	3	6	4	1
3	5	6	2	1	4
2	4	1	3	5	6
6	1	5	4	3	2
4	3	2	1	6	5

26日目 時計計算

①10時35分

② 1時

③ 23時14分

④ 0時25分

21日目 マーク計算

41

（5+2+4+11+7+3+1+2+6=41）

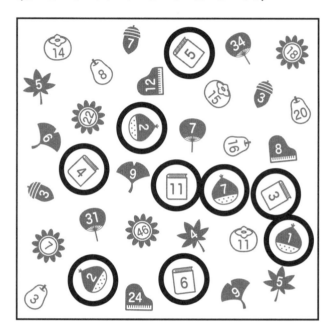

22日目 並べ替え熟語作り

① 落下傘（らっかさん）

② 表舞台（おもてぶたい）

③ 町内会（ちょうないかい）

④ 三面記事（さんめんきじ）

⑤ 自給自足（じきゅうじそく）

⑥ 少数精鋭（しょうすうせいえい）

23日目 バラバラ二字熟語

① 駿河

② 薩摩

③ 能登

④ 琉球

⑤ 武蔵

⑥ 陸奥

⑦ 阿波

⑧ 近江

⑨ 大和

29日目 ▶ イラストジグソー

B・I・Q

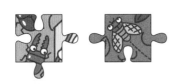

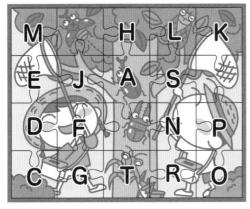

30日目 ▶ 記憶合わせ＆計算

【B】計算の解答

① 9＋7＝16

② 3×8＝24

③ 14＋3＝17

④ 7－4＝3

⑤ 23＋6＝29

⑥ 16－9＝7

⑦ 18＋26＝44

⑧ 15×4＝60

⑨ 42÷7＝6

正答数は計算の正解数ではなく、【C】の覚えて
いた絵の数を記入してください。

27日目 ▶ 言葉つなぎ

①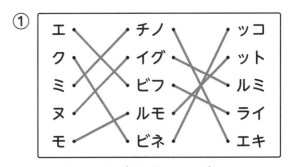

エビフライ（海老フライ）
クビネッコ（首根っこ）
ミチノエキ（道の駅）
ヌイグルミ（縫いぐるみ）
モルモット

②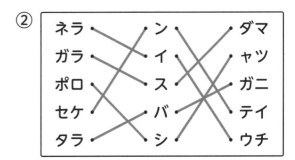

ネライウチ（狙い撃ち）
ガラスダマ（ガラス玉）
ポロシャツ
セケンテイ（世間体）
タラバガニ（鱈場蟹）

28日目 ▶ 熟語しりとり迷路

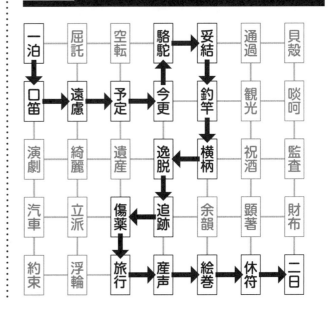

監修者プロフィール

浦上克哉（うらかみ・かつや）

1983年、鳥取大学医学部医学科を卒業。同大大学院の博士課程を修了し、1990年より同大の脳神経内科にて勤務。2001年4月に同大保健学科生体制御学講座環境保健学分野の教授に就任。2005年より同大の医用検査学分野病態解析学の教授を併任。2011年に日本認知症予防学会を設立、初代理事長に就任。2022年より鳥取大学医学部保健学科認知症予防学講座（寄付講座）の教授に就任し、現在に至る。日本老年精神医学会理事、日本老年学会理事、日本認知症予防学会専門医。特定非営利活動法人高齢者安全運転支援研究会理事。

参考文献・資料

『科学的に正しい認知症予防講義』
（浦上克哉 著／翔泳社）
『認知症予防で運転脳を鍛える』
（浦上克哉 著／JAFメディアワークス）
『運転脳を続けるための認知症予防』
（浦上克哉 著／JAFメディアワークス）
『すぐに忘れてしまう自分が怖くなったら読む本』
（浦上克哉 監修／徳間書店）
『認知症＆もの忘れはこれで9割防げる!』
（浦上克哉 著／三笠書房）

※本書は、警察庁Webサイト「認知機能検査について」の内容をもとに制作しています。
https://www.npa.go.jp/policies/application/license_renewal/ninchi.html

編集協力	キューパブリック（西脇正純・河西あゆみ）
問題制作	石村明淑　海山 幸　杉本幸生 ごとうみほこ　フジサワミカ
デザイン	テイクオフ
イラスト	村上智行
校正	滄流社
企画・編集	澤村尚生　小林杏菜

監修者	浦上克哉
パズル制作	キューパブリック
編集人	澤村尚生
発行人	倉次辰男
発行所	株式会社主婦と生活社 〒104-8357　東京都中央区京橋3-5-7 ☎03-3563-5058（編集部） ☎03-3563-5121（販売部） ☎03-3563-5125（生産部） https://www.shufu.co.jp/
製版所	東京カラーフォト・プロセス株式会社
印刷所	大日本印刷株式会社
製本所	共同製本株式会社

ISBN978-4-391-15999-8

認知症の専門家が解説！

運転免許
認知機能検査
模擬テスト付き
運転脳活ドリル 最新版

落丁・乱丁の場合はお取り替えいたします。お買い求めの書店か、小社生産部までお申し出ください。

Ⓡ本書を無断で複写複製（電子化を含む）することは、著作権法上の例外を除き、禁じられています。本書をコピーされる場合は、事前に日本複製権センター（JRRC）の許諾を受けてください。また、本書を代行業者等の第三者に依頼してスキャンやデジタル化をすることは、たとえ個人や家庭内の利用であっても一切認められておりません。
JRRC（https://jrrc.or.jp/　eメール：jrrc_info@jrrc.or.jp
☎03-6809-1281）

©キューパブリック、主婦と生活社　2023 Printed in Japan